LES VERTUS DU VIN

Siège social
29, rue de Bourg
CH – 1002 Lausanne
Tél. : +41 (0)21 312 17 17
lausanne@editionsfavre.com
Groupe Libella, Paris

www.editionsfavre.com

Dépôt légal en septembre 2022.

Mise en page : Lemuri-Concept
Couverture : ribes design

ISBN : 978-2-8289-2027-2

La maison d'édition Favre bénéficie d'un soutien structurel
de l'Office fédéral de la culture pour les années 2021-2024

Dr Jean-Pierre Rifler

Pour Mireille

3 verres par jour et vous [illegible] jours

LES VERTUS DU VIN

Dédiabolisons une consommation modérée et bénéfique pour la santé

le vin bu avec trop de passion est un poison ; le vin bu avec raison est une potion !

Pierre

FAVRE

PRÉAMBULE

Ma passion pour le vin remonte à mon enfance. Je me souviens de ma maman Anne-Marie nous préparant des grogs et des canards lorsque nous étions petits avec mes frères Alain et Pascal. Je me souviens de la goutte de mon grand-père Alfred qui distillait ses quetsches. Je me souviens de ces « casse-croûtes » à 10 heures avec le verre de vin, le pain et le jambon.

Mon premier grand souvenir de dégustation, ma madeleine de Proust, c'est le Montlouis de mon père Roger. Et ce voyage que nous avions fait à Sancerre avec mes parents en dégustant vin et fromage de chèvre.

Plus grands, toute la famille était réunie pour Noël et notre grand-oncle Pierre apportait toujours du Gewurztraminer.

Je suis donc tombé dedans quand j'étais petit.

Au lycée, une rencontre déterminante a changé ma vie, celle avec celui qui deviendra mon meilleur ami, Vincent. Son père était vigneron à Chablis. Son destin était tracé, il intégrera le lycée viticole à Beaune. Moi j'ai fait médecine. C'est grâce à lui que j'ai découvert ce qu'était le vin. Je fais les vendanges avec lui pendant les vacances de mes premières années de médecine et il m'apprend la vinification. Comme je veux toujours aller au fond des choses, je m'inscris au diplôme de Technicien en Œnologie à Dijon, dirigé par le Pr Feuillat et Bernard Hudelot. Je passe ma thèse de médecine sur les effets bénéfiques des vins rouges avec le Pr Gambert et j'enchaîne sur un master de biochimie des lipoprotéines, un master de pharmacologie générale et un master 2 de pharmacologie cardiovasculaire.

Je choisis de m'orienter vers la médecine d'urgence et je retrouve alors Bernard Hudelot qui devient mon deuxième meilleur ami. Il est vigneron à Villars-Fontaine et milite pour les vins de garde. Nous faisons le tour de la France pour prêcher la bonne parole (conférences publiques vin et santé) et surtout, nous mettons en place un protocole d'étude dans le service de réadaptation cardiaque de Montbard sur les effets des polyphénols du vin rouge en prévention secondaire. Les Pr Michel Prost et Norbert Latruffe nous rejoignent, ainsi les mousquetaires de la défense du vin comme breuvage indispensable à l'humanité sont réunis.

Nous créons alors l'association NMS, Nutrition Méditerranéenne et Santé, pour défendre ce patrimoine de l'Unesco, le vin comme une partie intégrante du repas.

Afin d'approfondir mes connaissances, j'obtiens un diplôme universitaire de nutrition et je passe mon CAP de cuisine avec succès.

Ce livre est l'aboutissement de toutes ces rencontres, de toutes ces amitiés. Un grand merci à toutes et tous, à ma famille et surtout à ma femme Ophélie qui m'a soutenu depuis le début de cette aventure.

INTRODUCTION

Le vin a toujours été l'objet de toutes les passions. Tantôt adulé, tantôt conspué, le sujet ne laisse personne indifférent. Chez les Grecs et les Romains, il était un outil du lâcher-prise, notamment dans le symposion, car il amenait à la vérité *(in vino veritas)* mais aussi à quelques dérives.

Le vin a toujours eu une place indispensable dans la célébration de la messe. Les moines conservaient donc ce savoir de la conduite de la vigne et de l'élevage du vin. Mais ils en connaissaient aussi les bienfaits médicinaux et ont étendu son usage aux malades.

Depuis l'Antiquité, les médecins confirment l'efficacité de ce breuvage qui sert de base à toute la pharmacopée du Moyen Âge jusqu'au début du XXe siècle.

Après la Deuxième Guerre mondiale, tout s'inverse, le vin devient l'ennemi et les ligues antialcooliques en font le «fruit défendu». Ce n'est qu'en 1991 avec le *French paradox* de Serge Renaud et Michel de Lorgeril que le vin est remis à l'honneur. En effet, leur étude parue dans le *Lancet*, un journal scientifique des plus cotés, affirme que deux à trois verres par jour diminuent le risque cardiovasculaire de 40%. Mais cette affirmation est vite battue en brèche par l'application de la loi Evin de 1991 qui réglemente la publicité sur l'alcool. Les bienfaits de l'alcool sont confirmés par l'étude Interheart publiée en 2004, toujours dans le *Lancet*, regroupant 52 pays et portant sur 30000 sujets. L'étude démontre que deux verres d'alcool par jour (env. 2 dl, soit 20 à 30 g) sont un facteur de protection cardiovasculaire aussi efficace que la consommation de fruits et légumes et que l'exercice physique. En 2010, la même équipe publie Interstroke sur 6000 sujets dans 22 pays, qui montre qu'un verre d'alcool par jour protège de l'accident vasculaire cérébral. Un coup de grâce est donné en 2009 par les déclarations de la Dresse Agnès Buzyn, alors administratrice de l'Institut national du cancer, qui affirme que l'alcool donne le cancer dès le premier verre. La même année, la Dresse Dominique Lanzmann, élève de Serge Renaud, démontre que la consommation régulière et modérée de vin, au contraire, protège du cancer.

Il est certain qu'avec toutes ces données contradictoires, le consommateur ne sait plus quoi faire. Il est stigmatisé, voire culpabilisé par les pouvoirs publics alors même que de nombreuses études scientifiques démontrent les bienfaits de l'alcool en général et du vin en particulier. Malheureusement, ces données sont peu accessibles aux non-initiés.

Nous allons vous démontrer dans ce livre que le vin est un bienfait pour la santé de l'homme et de la femme en vous décryptant ces études pour vous les rendre lisibles.

Après un historique dans lequel on retrouvera saint Benoît qui prônait déjà de boire, dans sa règle n° 40, une hémine de vin par jour pour chaque moine, soit l'équivalent actuel de trois verres, nous détaillerons la fabrication du vin et l'extraction des molécules bénéfiques pour notre santé : les polyphénols[1] (dont le resvératrol qui est la molécule la plus étudiée) et l'éthanol.

Nous irons ensuite faire un peu de chimie et de médecine, en expliquant les radicaux libres, le stress oxydatif et l'action bénéfique des antioxydants sur la santé. Les parties en exergue soulignent les aspects les plus importants. Les numéros de type (1) renvoient à la bibliographie en fin de chapitre.

L'abus d'alcool, que nous ne prônons pas, est une maladie. Nous nous intéresserons à un usage modéré et bénéfique de l'alcool et particulièrement du vin sur le cœur, le cerveau, l'intestin. Le vin protège de la crise cardiaque (infarctus du myocarde), de l'accident vasculaire cérébral (AVC), de la démence dont Alzheimer, de l'hypertension et

---

1. Les polyphénols sont une famille de molécules complexes que les plantes produisent naturellement pour se défendre contre diverses agressions. Plusieurs milliers de polyphénols ont été identifiés dans le monde végétal et plusieurs centaines se trouvent dans les plantes comestibles.

de toutes les maladies actuelles dites de civilisation, dont l'obésité et le diabète.

Le vin est un élément majeur du régime crétois qui représente le régime santé de référence. Pas une fête n'est donnée sans que le vin ne soit de la partie, pas un contrat n'est signé sans un verre à la main. Ce n'est pas par hasard si le repas gastronomique des Français est entré au patrimoine immatériel de l'Unesco en 2010 car c'est un moment de convivialité, d'échange autour d'un verre de vin et un hymne à la qualité de la diète méditerranéenne.

Un verre pour éviter l'AVC, deux verres pour protéger de l'infarctus du myocarde, certains pourraient simplifier ainsi les études Interstroke et Interheart. Et trois verres, c'est bien l'hémine (270 ml) que préconisait saint Benoît de Nursie dans sa règle.

C'est aussi celle que s'était fixée Alvise Cornaro, ce noble vénitien qui vécut jusqu'à 102 ans grâce à sa consommation journalière de 414 ml de vin, nous y reviendrons plus en détail.

Je ne peux pas inciter les abstinents à boire, mais je veux rassurer les consommateurs réguliers et modérés : ils sont dans le vrai. Ce n'est pas parce que certains abusent et tombent dans la maladie qu'il faut priver tout le monde de cet élixir, de cet atout santé qu'est le vin.

1.

VIN ET PROTECTION CARDIOVASCULAIRE : LE *FRENCH PARADOX*

Récemment, beaucoup d'études ont essayé de démasquer le « French paradox », terme utilisé par Serge Renaud en 1991 sur CBS, ce paradoxe français consistant en une faible mortalité d'origine cardiovasculaire malgré une forte consommation de lipides, notamment sous forme de graisses saturées (1, 2). De nombreuses études ont confirmé la position particulière de la France par rapport aux autres pays.

Les études épidémiologiques commencées en 1952 par St Leger (3) puis continuées par Keys (4) ont suivi plus de 13 000 sujets pendant plus de 20 ans. Cette enquête comparait la mortalité coronarienne dans différents pays. Cette mortalité était très élevée aux États-Unis, Finlande, Pays-Bas mais paradoxalement plus faible en Yougoslavie, en Grèce et au Japon. Le pays arrivant en tête de cette étude avec deux fois moins de mortalité que le Japon était la Crète. Les conclusions proposées étaient que le régime alimentaire spécifique de chaque pays influençait la santé cardiovasculaire et donc son taux de mortalité. On a ainsi pu dégager comme régime bénéfique : en troisième le régime méditerranéen, en deuxième le régime japonais, et en premier le régime crétois.

Le projet MONICA (Multinational mONItoring of trends and determinants of CArdiovascular diseases) (5) de l'OMS dont l'objectif était de mesurer la mortalité cardiovasculaire regroupait 38 centres dans 21 pays, sur 4 continents. L'étude a débuté en 1984 et a duré 10 ans. Les centres en France se trouvaient à Toulouse, Strasbourg et Lille. La position particulière de la France a été confirmée. En effet, le centre qui comptait le moins de mortalité cardiovasculaire était Toulouse, Strasbourg était cinquième et Lille a pris la douzième place sur 38.

La France est la grande gagnante en positionnant ses trois centres dans les 12 premiers. L'étude a montré, de plus, un gradient de mortalité sud-nord confirmant cette origine probable de l'alimentation, qui est très différente entre Toulouse et Lille.

L'apport en graisses mono et polyinsaturées, l'ail, la graisse de canard, le régime pauvre en viande rouge, l'apport important en fruits et légumes, peut en être une explication. Le canard, le foie gras et le vin rouge sont préférés à Toulouse, alors qu'à Lille c'est plutôt fricadelles, frites au blanc de bœuf et bière...

Les Français du Sud consomment davantage l'huile d'olive tandis que ceux du Nord lui préfèrent le beurre.

Toutes les civilisations méditerranéennes sont aussi des civilisations du vin et certains ont voulu y voir un élément important, voire indispensable, de ce régime protecteur contre les maladies cardiovasculaires. L'effet antioxydant des polyphénols (tanins et matières colorantes) du vin rouge semble être un des mécanismes de la protection vasculaire apportée par le régime méditerranéen.

L'expression « paradoxe français » décrit la situation paradoxale dans laquelle se trouve la population française, plus particulièrement celle du Sud, qui meurt moins de pathologies cardiovasculaires que les Européens du Nord et les Américains. Et cela malgré des facteurs de risques élevés et comparables (tabagisme, alimentation riche en graisses saturées, sédentarité).

Devant l'absence de différence fondamentale, en ce qui concerne l'apport en lipides, dans les régimes alimentaires des différentes populations étudiées non méditerranéennes, Serge Renaud a évoqué le rôle de la consommation de vin rouge. En effet, les Français consommaient 89 litres de vin rouge par an contre 7,7 pour les Britanniques par exemple (6). Le paradoxe français a alors été attribué à la consommation de vin car les Français sont les plus grands consommateurs de vin dans le monde (après les Luxembourgeois) (7). En effet, la gastronomie française est réputée riche en lipides, notamment en acides gras saturés avec nos 400 fromages, la charcuterie, la mayonnaise, le beurre, le foie gras... ce en quoi elle ne diffère guère de l'alimentation américaine ou britannique. L'alimentation de type méditerranéen ne concerne que le sud de notre territoire, c'est-à-dire seulement 20 % de nos concitoyens (8).

Les habitudes alimentaires ou culturelles ont également un impact sur notre santé. Les Français, par rapport aux autres pays occidentaux, mangent rarement seuls et préfèrent la convivialité (collègues de travail, famille, amis, voisins).

Si, comme dans tous les pays développés, les Français fréquentent en majorité les grandes surfaces, ils ne délaissent pas pour autant les petits commerces (boulangeries, poissonneries, boucheries, épiciers, marchés), privilégiant ainsi la qualité à la quantité à l'inverse des Anglais qui ont plus tendance à s'approvisionner en une seule fois dans le même supermarché... ce qui suggère déjà davantage d'énergie dépensée pour s'approvisionner en faveur des Français (9).

Les Français ont une plus grande propension à cuisiner leurs plats. Ils prennent plus de temps pour manger sans pour autant consommer plus. Une discussion anime généralement le repas. La distinction gourmand/gourmet n'est pas aussi claire chez les Anglo-Saxons. « Être gourmet » est davantage valorisé socialement en France qu'ailleurs.

Les émissions de téléréalité contemporaines comme *Top Chef* valorisent quotidiennement notre savoir-faire culinaire national.

Selon the American Time Use Survey (ATUS) (10), la durée moyenne d'un repas en France est de 15 minutes au petit déjeuner, 38 minutes à midi et 40 minutes le soir, soit un total de 93 minutes par jour à table, ce qui représente

30 minutes de plus que celles des Américains. La durée moyenne prolongée des repas a une action bénéfique sur l'absorption et le métabolisme des graisses, et sur le niveau de pic de sécrétion d'insuline.

Les Français mangent moins entre les repas pour mieux apprécier la qualité de leur cuisine (7,5 % de nos calories journalières contre 21 % pour les Américains). Deux tiers des Français mangent chez eux à midi (11) et fréquentent peu les snacks : seulement 6 % de nos compatriotes vont plus d'une fois par semaine dans les fast-foods (12).

Nous mangeons moins de viande rouge, plus de fromage et de yaourt que de lait entier par rapport aux autres pays industrialisés. En effet, à l'âge adulte, l'humain ne possède plus de lactase, cette enzyme qui dégrade le lactose, aussi le lait n'est plus digeste, contrairement aux yaourts et au fromage dont la fermentation a dégradé une partie du lactose. Les habitudes anglo-saxonnes de boire du lait sont donc à proscrire.

Seuls 10,2 % des Français consomment les 5 fruits et légumes préconisés par l'OMS (12).

30 % des Français jardinent et cultivent un potager, ce qui est peu courant en Europe du Nord. Les légumes sont plutôt consommés frais, non conditionnés industriellement, souvent crus.

70 % des Français consomment du café tous les jours. Ils sont de plus réputés grands mangeurs d'ail et d'escargots qui sont des aliments santé comme décrit dans le chapitre 9 sur les régimes.

Tous ces usages ont évidemment un impact sur notre santé cardiovasculaire. Les études qui ont suivi l'élan donné par Serge Renaud démontrent que le facteur prédominant est la consommation modérée de vin.

Ruidavets a montré en 2004 qu'en France, la consommation de vin a une incidence positive sur la qualité de l'alimentation par rapport à celle des abstinents (13).

Généralement, les repas de midi sont variés avec successivement une entrée, un repas principal arrosé d'un verre de vin, un fromage puis un dessert. Les Français mangent des parts plus petites que les Américains (14), ce qui explique aussi en partie le French paradox.

Montaigne parlait déjà de la consommation d'alcool des Français (15): « Elle est quotidienne, modérée et pendant les repas, la convivialité prime. Elle diffère en cela de celle des autres pays occidentaux. »

> En France, l'ivresse est une conséquence mais jamais une finalité, c'est l'étalement d'un plaisir et non la cause nécessaire d'un plaisir recherché. Ce mode de consommation est bénéfique, par divers aspects. Le vin est associé à la détente, au plaisir de la convivialité.

Le cholestérol a longtemps été affiché comme responsable des maladies cardiovasculaires. Les HDL, étiquetées « bon cholestérol », sont des protéines de transport qui ramènent les lipides dont les cellules n'ont pas besoin vers le foie. Les LDL, désignées comme « mauvais cholestérol », sont des protéines qui transportent les lipides du foie vers les cellules qui en ont besoin. LDL *(low density lipoprotein)* et HDL *(hight density lipoprotein)* sont indispensables à notre métabolisme (énergie des cellules) et à la constitution des membranes cellulaires. Le cholestérol est un lipide de la famille des stérols, il est indispensable à la vie, il vaut mieux en avoir trop que trop peu. C'est un composant majeur des membranes cellulaires, il contribue à leur stabilité et au maintien de leurs structures. Il permet la fluidité membranaire et la formation des radeaux lipidiques qui ancrent les protéines fonctionnelles nécessaires à la communication intercellulaire. Dans les neurones, il permet la libération des neurotransmetteurs et donc la propagation de l'influx nerveux.

Le cholestérol est le précurseur de nombreuses molécules: les hormones stéroïdiennes: cortisol, cortisone et aldostérone; les hormones stéroïdiennes sexuelles: progestérone, œstrogènes et testostérone; le cholécalciférol (vitamine D3); l'hème A; l'ubiquinone ou Coenzyme Q10; le facteur nucléaire NF kappa B; la protéine tau; les sels biliaires; les oxystérols.

On comprend donc que le cholestérol n'est pas le problème. Les LDL non plus, c'est seulement lorsqu'elles sont oxydées qu'elles peuvent être dégradées et s'accumuler dans la paroi interne des artères.

> Faire baisser le cholestérol n'est pas la solution. Les statines présentées comme des médicaments miracle vont arrêter la production du cholestérol, mais aussi de toutes les molécules indispensables précitées, qui en dépendent.
> Nous savons depuis la méta-analyse Interheart (16) que la consommation modérée d'alcool (deux verres par jour, env. 2 dl) est un facteur protecteur cardiovasculaire au même titre que l'arrêt du tabac, la consommation de fruits et légumes et que l'activité physique.

Cette étude cas-témoin internationale, standardisée, multicentrique incluant 52 pays (Asie, Europe, Moyen-Orient, Afrique, Australie, Amérique du Nord et du Sud) a suivi 30 000 patients entre février 1999 et mars 2003. Les résultats sont probants : sur les 10 facteurs étudiés, on ne retrouve que 3 facteurs protecteurs : le fait de manger des fruits et des légumes, le fait de faire du sport et surtout ce qui nous intéresse au plus haut point, le fait de boire deux verres d'alcool par jour (la consommation est évaluée en dose d'alcool et ne tient pas compte de la boisson utilisée, bien sûr celle-ci est différente en fonction des pays et on sait bien que pour la France, c'est surtout du vin). Cette étude est la première à conforter les facteurs de risque cardiovasculaire qui sont communs à tous ces pays, et qui sont dans l'ordre : le tabac, le rapport LDL/HDL, le diabète, l'hypertension, les facteurs psychosociaux, l'obésité abdominale.

> La consommation régulière et modérée d'alcool est bien, au niveau mondial, quelle que soit l'ethnie, un facteur protecteur contre les maladies cardiovasculaires. Ces résultats sont valables pour deux verres standard d'alcool par jour (soit 24 g d'alcool).

En effet, un verre standard représente 12 g d'alcool pur, quelle que soit la boisson, soit un ballon de vin de 10 cl à 12°, soit un verre de pastis de 2,5 cl à 45°, soit un verre d'apéritif de 7 cl à 18°, soit un demi de bière de 25 cl à 5°, soit un verre de digestif de 3 cl à 40°.

L'effet du vin rouge sur l'oxydation des LDL pourrait être la clé du French paradox. La plaque d'athérome (dépôt lipidique) au niveau des artères coronaires est responsable de l'infarctus du myocarde et au niveau des carotides elle provoque l'accident vasculaire cérébral ischémique. Le mécanisme de formation de la plaque est complexe et multifactoriel, mais débute par une accumulation de LDL oxydées dans l'intima (la couche interne) de l'artère.

L'étude Interstroke (17) confirme que pour l'accident vasculaire cérébral (AVC), la consommation d'alcool est un facteur protecteur à des doses d'un verre standard d'alcool par jour. Cette étude, calquée sur Interheart, a recruté 27 000 sujets entre janvier 2007 et août 2015 dans 32 pays répartis en Asie, Amérique, Europe, Australie, Moyen-Orient et Afrique, et a confirmé que l'hypertension artérielle (HTA) était le facteur de risque majeur d'AVC.

Certains feront le raccourci en disant qu'un verre pour le cerveau et deux pour le cœur ça fait bien les trois verres autorisés par jour depuis saint Benoît. Mais avant de préconiser le vin rouge comme adjuvant alimentaire bénéfique, il faut préciser que la dose d'alcool doit rester raisonnable (3 verres par jour) afin de ne pas provoquer les effets délétères connus de l'éthanol. La dose est bien sûr à adapter selon la constitution de chacun (les maigres un peu moins... les gras un peu plus...). Et si on ne boit pas la semaine, pas question de rattraper la dose hebdomadaire en une fois le week-end !

Il est par contre certain que, quel que soit le vin rouge, il s'agit d'une soupe d'antioxydants que l'on peut conserver très longtemps quand la vinification est réalisée de manière traditionnelle (contrôle des températures, macérations longues, élevage en fûts neufs),

> et qui est assimilable facilement par l'organisme grâce à la présence de l'alcool (18).

Dans une étude du Dr Miyagi, datant de 1997, des volontaires sains consommaient du vin, de la bière et du jus de raisin. Un dosage sanguin était réalisé avant et après l'absorption. Les dosages des boissons confirment que c'est le jus de raisin qui est le plus riche en polyphénols (1702 mg/l) puis le vin rouge (1442 mg/l), la bière et le vin blanc étant les moins pourvus (341 mg/l pour la bière et 327 mg/l pour le vin blanc).

Les dosages sanguins du pouvoir antioxydant (dosage de l'oxydation des LDL) sont parfaitement démonstratifs, le vin rouge a un effet antioxydant immédiat et rémanent, contrairement aux autres boissons. Pourtant, c'est dans le jus de raisin que le taux de polyphénols est le plus important. Cela montre bien que ce n'est ni l'alcool seul (vin blanc et bière), ni les polyphénols seuls (jus de raisin) qui sont efficaces, mais bien le mélange alcool-polyphénols du vin rouge. En effet, l'alcool permet une biodisponibilité supérieure des polyphénols.

> Les polyphénols sont solubles dans l'alcool, ils sont extraits des pépins et des peaux de raisin lors de la phase de macération que nous décrirons dans le chapitre sur la vinification. Ces polyphénols seront donc mieux absorbés par notre organisme s'ils sont sous forme dissoute dans l'alcool qu'en solution aqueuse.

Ce n'est pas par hasard si le vin a toujours fait partie de la ration alimentaire des pays méditerranéens, il représentait la seule manière de conserver les antioxydants (végétaux) pour l'hiver. De même que ce n'est pas un hasard si en Bourgogne, où les végétaux comestibles sont rares en hiver, les plats traditionnels hivernaux sont le coq au Chambertin, le bœuf bourguignon et les œufs meurette...

À l'heure de la mondialisation, de l'appertisation et de la congélation, il nous reste le fait qu'un verre de vin rouge apporte beaucoup plus d'antioxydants facilement assimilables que de grandes quantités de fruits et légumes.

Depuis l'étude de Framingham (19), de nombreuses publications ont confirmé une relation en forme de J entre la consommation d'alcool et la mortalité totale.

> Des niveaux bas de consommation d'alcool, un à deux verres par jour pour les femmes, deux à quatre verres par jour pour les hommes, sont inversement corrélés au taux de mortalité toute cause.

Les fortes doses d'alcool sont associées à une mortalité plus élevée (20).

> D'après ces résultats, l'excès et l'abstinence sont plus dangereux que la consommation modérée.

Dans la version d'Ellison (21), les cardiopathies ischémiques sont isolées des autres causes de mortalité. Si on remarque une augmentation des décès par accident, cancers ou mort subite pour une consommation journalière supérieure à trois verres, force est de constater une protection cardiovasculaire constante au-delà de ces doses. Sur le graphique ci-dessous, on voit que la protection cardiovasculaire est présente jusqu'à six verres.

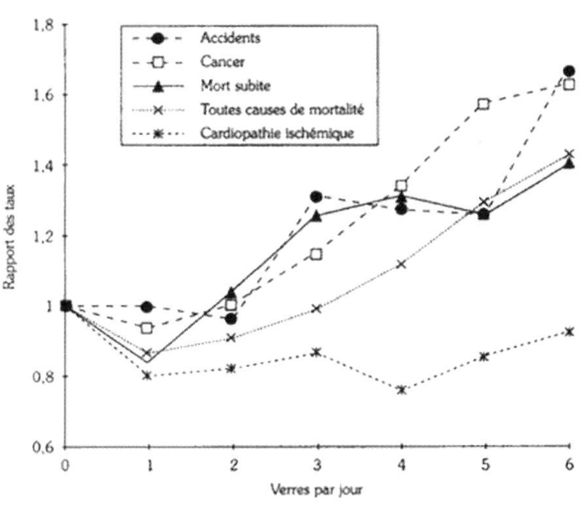

> On peut observer que la mortalité toute cause augmente après trois verres par jour. Par contre, en dessous de trois verres, la mortalité toute cause est plus faible chez les buveurs que chez les abstinents. Et surtout pour les maladies cardiovasculaires, plus on boit moins il y a de risque. En effet, l'action de l'alcool et des polyphénols évite les dépôts dans les artères et donc, l'alcoolique mourra de cirrhose, mais avec des artères coronaires saines. Chacun peut alors choisir la cause de son décès !

D'autre part, la première étude que j'ai menée en 1997 a montré que c'est la consommation régulière de doses modérées de vin (200 ml) qui permet une protection antioxydante (22).

Pouvoir Antioxydant du VIN chez l'Homme sain

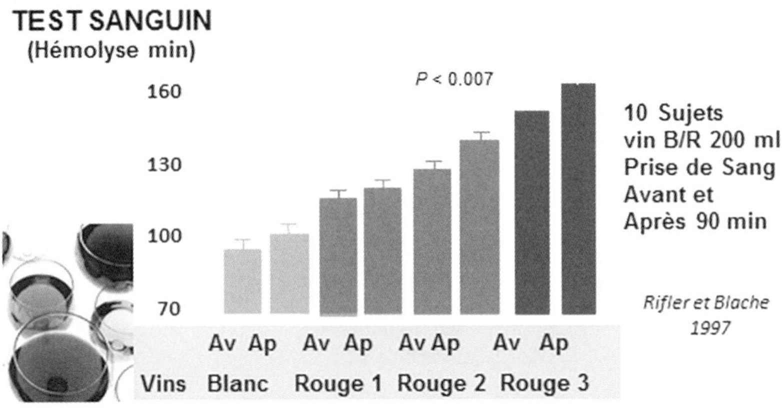

Nous avions sélectionné 10 sujets volontaires sains. Chaque matin à jeun, après avoir effectué un prélèvement sanguin, les volontaires buvaient 200 ml de vin. Il n'y avait que des grands crus bourguignons et bordelais. Une prise de sang était effectuée 90 minutes après l'ingestion et les échantillons étaient analysés. Le graphique montre le pouvoir antioxydant du sang total. On peut remarquer que le vin « Rouge 2 » possède une efficacité immédiate sur le pouvoir antioxydant donc sur l'effet cardioprotecteur. On s'aperçoit surtout que le pouvoir antioxydant global augmente au cours du temps. C'est donc la consommation régulière qui procure un effet bénéfique et l'on observe que pour le « Rouge 2 » l'effet est même immédiat. Il s'agissait d'un flacon du domaine de la Romanée Conti.

En 2006, nous avons poursuivi nos travaux en proposant une supplémentation de 200 ml de vin rouge, au cours du repas de midi, à cinq nouveaux volontaires. Les résultats montraient une diminution du cholestérol total et du cholestérol LDL en seulement une semaine (22).

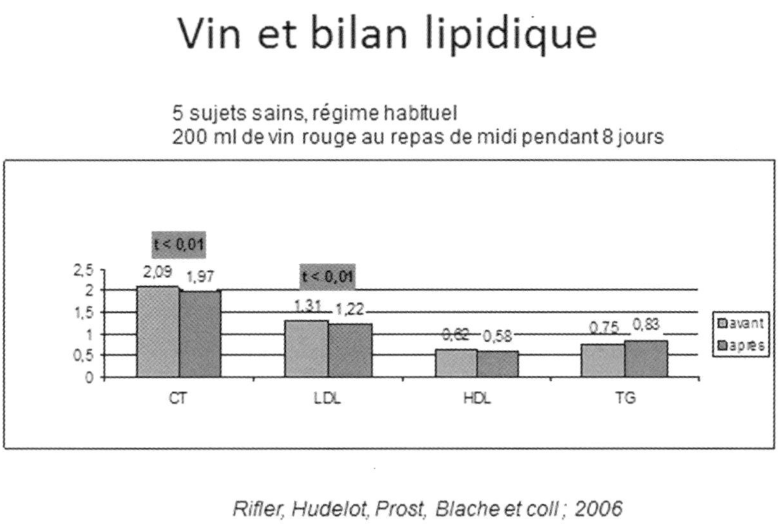

Cette consommation régulière et modérée de vin rouge permet de contrer les facteurs initiateurs de la plaque d'athérome, et a donc un effet protecteur cardiaque en prévention primaire.

En prévention secondaire, nous avons démontré en 2012 (23, 24) le même phénomène sur des patients victimes d'infarctus du myocarde. Trois jours après l'accident, un régime européen prudent était mis en place, un groupe buvant de l'eau, l'autre du vin (deux verres par jour). Le groupe vin montre le même bénéfice qu'en prévention primaire.

Notre étude avait pour but d'évaluer l'effet d'une consommation modérée et régulière de vin rouge sur des paramètres biologiques pertinents. Les patients étaient en situation de prévention secondaire d'un événement cardiovasculaire. Nous avons effectué les dosages de lipides, de mesure de la résistance antiradicalaire globale du sérum et du niveau de fluidité de la membrane du globule rouge au cours de leur hospitalisation en rééducation cardiovasculaire. Dans cette étude, nous comparions deux populations similaires ne se distinguant que par la consommation de vin. Ainsi, le vin était le seul paramètre hygiéno-diététique différenciant les deux groupes.

Le régime diététique choisi « occidental prudent » s'appuyait sur les principes alimentaires de l'étude de Lyon, qui est la référence en matière de protection cardiovasculaire, du fait de sa ressemblance avec le régime méditerranéen. Il consistait en un apport en graisses saturées limité (graisses animales, huiles), l'apport pluriquotidien de fruits et légumes, l'absence de beurre remplacé par l'huile d'olive et de colza et un apport limité en fromage (deux à trois fois par semaine).

Le vin était issu du cépage Pinot noir, Château de Villars Fontaine Hautes Côtes de Nuit millésime 1999, à haute teneur en composés phénoliques (environ 4000 mg/l d'équivalent d'acide gallique). Le vin était servi sans étiquette et sans autre indication.

La consommation de vin se faisait exclusivement au cours des repas (1 verre à midi, 1 verre le soir).

Le système de défense anti-radicalaire est complexe. Pour évaluer le potentiel antioxydant des sujets testés, le test KRL a été utilisé. Ce test a été initialement développé par le laboratoire Spiral/Kirial International, sur la demande de la NASA en 1987 (25). Il s'agit d'une mesure globale du potentiel de défense antiradicalaire sur le sang total. Ainsi plus le taux de KRL sera élevé, moins l'individu soumet ses artères au processus d'athérogenèse[2].

2. Athérogenèse : dépôt lipidique, jaunâtre, grumeleux, qui se forme sur la paroi interne des artères et qui peut se calcifier ou s'ulcérer.

Les résultats entre le groupe de sujets buveurs versus groupe de sujets abstinents montrent :

- une augmentation du taux de HDL *(high density lipoprotein)*
- une diminution du taux de LDL *(low density lipoprotein)*
- une augmentation du potentiel antioxydant (test KRL)
- une augmentation de la fluidité de la membrane érythrocytaire

Les résultats dans le groupe de sujets buveurs entre J0 et J14 montrent :

- une diminution du taux de cholestérol et du LDL
- une augmentation du potentiel antioxydant (test KRL)
- une augmentation de la fluidité de la membrane érythrocytaire
- une élévation du VO_2 max[3] de 26 %.

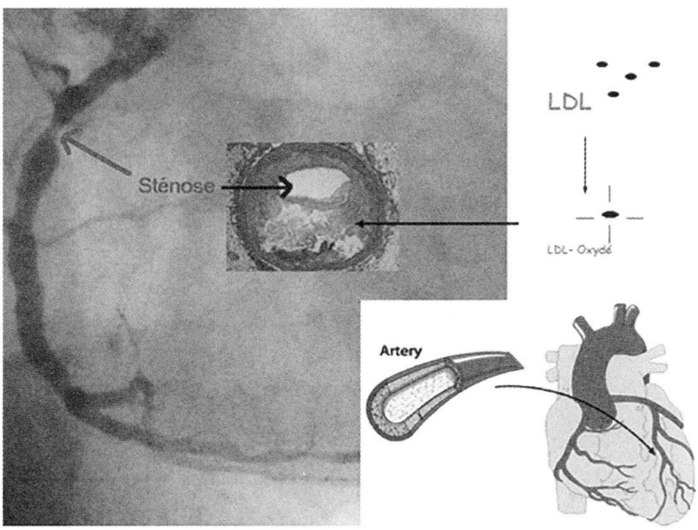

La diminution des LDL et l'augmentation du pouvoir antioxydant du sang sont deux facteurs protecteurs. S'il y a moins de LDL et si ces dernières sont moins oxydées, elles se déposeront moins dans les artères donc la formation de la plaque d'athérome sera retardée.

3. La VO_2 max indique le débit d'oxygène maximal que l'organisme est capable d'absorber pour soutenir un effort physique. C'est un indicateur de l'état physique en général, elle est à l'humain ce que la cylindrée est au moteur.

Il est possible d'espérer que l'effet antioxydant significatif obtenu dès J15 ainsi que la diminution du taux de LDL auront un effet ralentisseur sur la progression de la plaque d'athérome. De même pour l'augmentation de la fluidité membranaire, qui permet aux globules rouges de mieux circuler à travers une artère athéromateuse[4].

Actions propres de l'éthanol :

- élévation du taux de HDL

Le plus ancien mécanisme reconnu est l'augmentation des taux de lipoprotéines de haute densité (HDL) (26, 27, 28), notamment les fractions HDL2 et HDL3 ainsi que les constituants protéiques des HDL, Apo A1 et Apo A2 (29).

Une diminution de l'activité de la protéine de transfert du cholestérol estérifié, la CETP (30) pourrait être l'origine de l'élévation des HDL.

Les études prospectives ont établi une corrélation inverse entre les taux de HDL ou ses fractions et le risque de cardiopathies ischémiques (31). En effet, les HDL constituent un facteur protecteur contre la formation de l'athérome du fait d'un transport du cholestérol issu des parois vasculaires jusque dans le foie avec élimination biliaire.

Une augmentation de la paraoxonase, enzyme liée aux HDL, protège contre l'oxydation des LDL (27) sans que cette augmentation ne diffère selon le type de boisson alcoolisée. En revanche, à des doses élevées, l'éthanol augmente le taux de triglycérides et reste neutre sur le taux de LDL.

- diminution de l'agrégation plaquettaire

L'agrégation plaquettaire est diminuée par des doses faibles ou modérées d'alcool (33, 34). Cependant, après ingestion importante d'alcool, un effet rebond sur la réponse plaquettaire peut être observé (34) à l'origine de morts subites. C'est une probable explication du *holiday heart syndrome*[5].

---

4. Accumulation de plaques de cholestérol dans la paroi artérielle.
5. *Holiday heart syndrome* ou *binge-drinking* : alcoolisations ponctuelles importantes dans un temps très court.

- diminution du fibrinogène

Le fibrinogène est un facteur de coagulation (le facteur 1). Une augmentation du fibrinogène sanguin est considérée comme un facteur de risque de maladie cardiovasculaire ischémique. D'après une étude récente (35), la concentration de fibrinogène serait corrélée positivement avec la consommation d'alcool, avec une courbe en U (plus hautes concentrations de fibrinogène pour les non-buveurs et ceux qui boivent plus de 60 g/j d'alcool). Cette association était valable pour le vin et les spiritueux, mais non pour la bière et le cidre. Un taux bas de fibrinogène chez les buveurs modérés pourrait expliquer la réduction des cardiopathies ischémiques chez ces derniers.

- thrombolyse

Une stimulation de l'activateur du plasminogène a été observée (36) entraînant une fibrinolyse, c'est-à-dire une dissolution des caillots possiblement présents dans le sang.

- facteur tissulaire

Une réduction de cette protéine, qui joue probablement un rôle important dans l'athérogénèse, a été rapportée chez les buveurs réguliers (37).

- homocystéinémie

L'élévation plasmatique de cet acide aminé est considérée comme un facteur de risque des maladies cardiovasculaires. Certaines études ont mis en évidence une diminution, chez les consommateurs très faibles ou modérés d'alcool, de la concentration plasmatique d'homocystéine (38, 39).

- effets sur la tension artérielle

Une consommation importante d'alcool s'accompagne d'une élévation de la pression artérielle (40) mais pour les doses qui nous intéressent ici, l'effet est plutôt inverse, par le biais d'une vasodilatation artérielle (41).

Action des polyphénols

Les composés phénoliques sont classés en acides cinnamiques, acides benzoïques, stilbènes, lignanes et flavonoïdes (eux-mêmes classés en anthocyanines, flavanols, flavanones, flavonols, flavones et isoflavones) (42, 43).

Les études épidémiologiques ont établi une corrélation entre la consommation de polyphénols végétaux et une faible incidence de maladies coronariennes.

> Les polyphénols du vin rouge possèdent des propriétés antioxydantes et captatrices de radicaux libres. Ils protègent les LDL contre l'oxydation. Ces polyphénols diminuent l'agrégation plaquettaire et inhibent la prolifération des cellules musculaires lisses vasculaires. Les polyphénols stimulent la production de facteurs relaxants de l'endothélium vasculaire comme le monoxyde d'azote. Enfin, ils contribuent à préserver l'intégrité de l'endothélium vasculaire en agissant à la fois sur la prolifération, la migration et l'apoptose (mort programmée) des cellules endothéliales.

Toutes ces propriétés confèrent aux polyphénols la possibilité d'interférer avec le processus athérogène et/ou les phénomènes thrombotiques associés à l'athérosclérose et pourraient expliquer les effets vasculo et cardioprotecteurs de ces composés (44).

> Puisque la protection cardiovasculaire induite par le vin semble supérieure à celle des autres boissons alcoolisées, de nombreux auteurs ont cherché à démontrer que ceci était la conséquence de la teneur élevée du vin en substances antioxydantes (43, 44). En effet, le vin rouge contient 7 à 10 fois plus de tanins[6] que le vin blanc, et selon les cépages il existe des teneurs différentes en polyphénols.

6. Les tanins sont des molécules de type polyphénol que l'on trouve dans tous les végétaux. Ceux du vin proviennent du raisin lui-même (peau, pépins, rafle) et du bois des tonneaux.

Le resvératrol et les flavonoïdes sont les deux polyphénols les plus étudiés à l'heure actuelle.

- diminution de l'oxydation des LDL (47)

In vitro, le fait que les antioxydants (vitamine E, caroténoïdes, polyphénols, vitamine C, etc.) ralentissent l'oxydation des LDL, induite par les ions cuivre (Cu^{2+}) lorsqu'ils ont été absorbés à des doses importantes par l'homme, a été démontré à de nombreuses reprises (48).

Fuhrman (49) a montré que les sujets consommant du vin rouge avaient des LDL plus résistantes à l'oxydation.

L'équipe du Pr Kanner (50) montre qu'au cours d'un repas riche en graisses (viande rouge et frites), le taux d'absorption de la malondialdehyde (MDA), substance oxydative produite pendant la dégradation des triglycérides et responsable de la peroxydation des LDL dans le sang, était réduit de 75 % s'il y a consommation de vin rouge (ou de thé vert) pendant le repas ! Ce taux passe à 0 % d'absorption si la viande a mariné dans le vin avant cuisson.

On dispose ici d'une séduisante explication du French Paradox.

> Ces chercheurs décrivent l'estomac comme un bioréacteur dans lequel le vin empêche l'oxydation des graisses. Cette étude confirme le bien-fondé de la recommandation de boire « pendant les repas » et approuve le bœuf bourguignon !

Le Dr Blache a montré que les HDL oxydées ou chargées en lipides oxydés perdent une grande partie de leur propriété à éliminer le cholestérol cellulaire (51). Il conclut que les HDL sont, comme les LDL, sensibles à l'oxydation et que les antioxydants peuvent apporter une protection en préservant leurs capacités fonctionnelles.

Le resvératrol diminue le taux de triglycérides qui sont fabriqués par le foie et sont la forme de stockage des lipides dans notre corps. (52)

- action sur l'agrégation plaquettaire

Il s'agissait de l'hypothèse initiale de Renaud (1) pour expliquer le French paradox.

Le resvératrol est également capable d'inhiber l'agrégation plaquettaire (47, 53) en inhibant la production de cyclooxygénase entraînant une diminution de la formation de thromboxane (54, 55). Les effets sont proches de ceux obtenus avec l'aspirine.

Dans une étude effectuée à l'Université de Bourgogne, on a montré qu'un vin riche en resvératrol (Pinot noir, Merlot, Malbec) était plus efficace sur les paramètres de l'athéro-thrombogenèse qu'un vin pauvre en resvératrol (Cabernet) chez des volontaires ayant ingéré trois verres par jour pendant deux semaines. Des résultats similaires sont démontrés in vitro avec des flavonoïdes comme la quercétine (56).

- athérogenèse

Définition OMS de l'athérome: «Association de remaniement de l'intima des artères de gros et moyen calibre consistant en une accumulation focale de lipides, glucides complexes, de sang et de dépôts calcaire, avec remaniements de la média». Il s'agit donc de dépôt graisseux situé sur une partie de la paroi interne des artères. Les plaques d'athérome sont constituées de cellules sanguines et de cholestérol LDL.

L'action antioxydante des polyphénols semble ciblée sur les LDL, comme le rappelle la physiopathologie classiquement admise de la plaque d'athérome.

Si, paradoxalement, l'oxygène que nous respirons a un rôle capital pour notre survie, ses dérivés oxygénés - les radicaux libres - sont la cause des multiples phénomènes qui sous-tendent le vieillissement cellulaire en général, la pathologie et l'athérogenèse en particulier.

À l'échelle macroscopique, les deux grandes catégories de vaisseaux - les artères et les veines - vieillissent de façon opposée: l'artère qui vieillit se rigidifie progressivement, et son calibre diminue, au contraire la veine qui vieillit se distend, et son calibre augmente.

Étapes successives de constitution de l'athérome à l'échelle microscopique : de nombreux facteurs et cellules interviennent dans ce mécanisme, tous ne sont pas élucidés (57) :

- Pénétration des LDL dans l'intima (couche interne des vaisseaux).
- Oxydation des LDL.
- Activation des cellules endothéliales à l'origine de l'adhésion des monocytes à l'endothélium puis pénétration des cellules dans l'intima.
- Formation de cellules spumeuses à partir de macrophages ayant phagocyté des particules de LDL oxydée.
- Prolifération des cellules musculaires lisses, et migration de la média (couche intermédiaire des vaisseaux) à l'intima.
- Sécrétion de collagène, de protéoglycanes et de fibres élastiques par les cellules musculaires lisses.
- Accumulation de cellules musculaires lisses, de tissu conjonctif, de lipides et de cellules spumeuses.
- Formation du noyau lipidique à partir des éléments lipidiques accumulés.
- Ulcération de la paroi vasculaire et mise à nu du sous-endothélium.
- Adhésion et activation plaquettaire provoquant une thrombose.

De nouvelles données sur le mode d'action des polyphénols remettent en cause ce paradigme des polyphénols antioxydants. En effet, comme nous l'avons déjà montré, la biodisponibilité de ces molécules est si faible que leur mode d'action comme antioxydant direct, « scavengeur » (= capteur direct de radicaux libres) n'est pas envisageable dans le sang (23). Nous développerons ceci dans le chapitre 14 sur l'hormèse.

Beaucoup ont remis en cause le concept du *French paradox*. Des polémiques surgissent comme « le French paradox 20 ans après », « le French paradox 30 ans après » mais pour moi il est toujours d'actualité. Et lorsqu'on se plonge sur le sujet du vin dans l'histoire de l'humanité, le constat serait même « le French paradox 3000 ans avant » !

Bibliographie

1. Renaud S., de Lorgeril M. "Wine, alcohol, platelets, and the French paradox for coronary heart disease", *Lancet,* vol. 339, 1992, p. 1523-1526.

2. Differences in coronary mortality can be explained by differences in cholesterol and saturated fat intakes in 40 countries but not in France and Finland. A paradox. Artaud-Wild SM, Connor SL, Sexton G, Connor WE. *Circulation.* 1993 Dec ; 88(6):2771-9.

3. St Leger A. S., Cochrane A. L., Moore F. "Factors associated with cardiac mortality in developed countries with particular reference to the consumption of wine", *Lancet,* vol. 1, 1979, p. 1017-1020.

4. Keys A (Ed). "Coronary heart disease in seven countries". *Circulation* 1970 ; 41(Suppl.1):211 pp.

5. Tunstall-Pedoe H., Kuulasmaa K., Amouyel P., Arveiler D., Rajakangas A. M., Pajak A. "Myocardial infarction and coronary deaths in the World Health Organization MONICA Project. Registration procedures, event rates, and case-fatality rates in 38 populations from 21 countries in four continents". *Circulation,* vol. 90, 1994, p. 583-612

6. World Advertising Research Center. World Drink Trend 2005. Oxfordshire: WARC, 2005:184.

7. Top20 countries with highest beverage specific adult per capita consumption. WHO Global Status Report on Alcohol. 2004

8. Mediterranean diet and the French paradox: two distinct biogeographic concepts for one consolidated scientific theory on the role of nutrition in coronary heart disease. de Lorgeril M, Salen P, Paillard F, Laporte F, Boucher F, de Leiris J. *Cardiovasc Res.* 2002 Jun; 54(3):503-15.

9. Pettinger C., Holdsworth M., Gerber M. All under one roof? Differences in food availability and shopping patterns in Southern France and Central England. *Eur J Public Health.* 2008; 18:109-114.

10. Bureau of Labor Statistics. The American Time Use Survey. 2003

11. Guilbert P., Perrin-Escalon H. *Baromètre Santé Nutrition* 2002. INES ; 2004.

12. Pettinger C., Holdsworth M., Gerber M. Meal patterns and cooking practices in Southern France and Central England. *Public Health Nutr.* 2006; 9:1020-1026.

13. Ruidavets JB., Bataille V., Dallongeville J., et al. Alcohol intake and diet in France, the prominent role of lifestyle. *Eur Heart J.* 2004; 25:1153-1162.

14. Rozin P., Kabnick K., Pete E., Fischler C., Shields C. The ecology of eating: smaller portion sizes in France than in the United States helps explain the French paradox. *Psychol Sci.* 2003; 14:450-454.

15. Montaigne. *Les Essais Livre II.* chapitre 2.

16. Yusuf S., Hawken S., Ounpuu S., Dans T., Avezum A., Lanas F., McQueen M., Budaj A., Pais P., Varigos J., Lisheng L. "Effect of potentially modifiable risk factors associated with myocardial infarction in 52 countries (the INTERHEART study): case-control study", *Lancet*, vol. 364, 2004, p. 937-952.

17. O'Donnell M. J., Xavier D., Liu L., Zhang H., Chin S. L., Rao-Melacini P., Rangarajan S., Islam S., Pais P., McQueen M. J., Mondo C., Damasceno A., Lopez-Jaramillo P., Hankey G. J., Dans A. L., Yusoff K., Trueisen T., Diener H.-C. "Risk factors for ischemic and intracerebral haemorrhagic stroke in 22 countries (the INTERSTROKE study): A case-control study", *The Lancet*, vol. 376, 2010, p. 112-123.

18. Miyagi Y., Miwa K. Inoue H. "Inhibition of human low-density lipoprotein oxydation by flavonoids in red wine and grape juice", *American Journal of Cardiology*, vol. 80, 1997, p. 1627-1631.

19. Gordon T. et Kannel W. B., Drinking and Mortality: The Framingham Study (1984), *Am. J. Epidemiol.*, 120, p. 97-107.

20. Di Castelnuovo A., Costanzo S., Bagnardi V., Donati M. B., Iacoviello L., et de Gaetano G., Alcohol dosing and total mortality in men and women: an updated meta-analysis of 34 prospective studies (2006), *Arch. Intern. Med.*, vol. 166, p. 2437-45.

21. R. Curtis Ellison. "Cheers!" *Epidemiology*. Vol. 1, No. 5 (September 1990), pp. 337-339

22. Colloque Vin et Nutrition. Orateurs: B. Hudelot, Y. Cottin, D. Blache, JP. Rifler, R. Corder, MC. Tarby. *Congrès Vitagora*. Dijon. 23-25 avril 2008.

23. Rifler J.-P., Lorcerie F., Durand P., Delmas D., Ragot K., Limagne E., Mazué F., Riedinger J.-M., d'Athis P., Hudelot B., Prost M., Lizard G., Latruffe N. "A moderate red wine intake improves blood lipid parameters and erythrocytes membrane fluidity in post myocardial infarct patients", *Molecular Nutrition & Food Research*, vol. 56, 2012, p. 345-351.

24. Rifler J.-P., Latruffe N. "Moderate Red Wine intake in Secondary Prevention for patients with cardiovascular disease", *Congrès Vitagora*, 20-21 mars 2013, Dijon, France.

25. Prost M. Utilisation de générateurs de radicaux libres dans le domaine des dosages biologiques. FR Patent2 1989;642-526.

26. Gaziano J., Buring J., Breslow J et al. Moderate alcohol intake, increased levels of high-density lipoproteins and its subfractions and decreased risk of myocardial infarction. *N Engl J Med* 1993;329:1829-34.

27. Scherr P., Lacroix A., Wallace R et al. Light to moderate alcohol consumption and mortality in the elderly. *Amer J Geriatr.*1992;40:651-7.

28. Seigneur M., Bonnet J., Dorian et al. Effect of the consumption of alcohol, white wine and red wine, on platelet function and serum lipids. *J Applied Cardiol* 1990; 5:215-22.

29. Camargo C., Williams P., Vranizan K et al. The effect of moderate alcohol intake on serum apolipoprotein A-I and A-II: a controlled study. *JAMA* 1985; 253:2854-7.

30. Catapano A. *Alcohol and atherosclerosis. Multiple risk factors in cardiovascular disease.* Kluwer Academic Publishers 1995: p. 427-36.

31. Rimm E., Williams P., Fosher K et al. Moderate alcohol intake and lower risk of coronary heart disease: meta-analysis of effects on lipids and haemostatic factors. *BMJ.* 1999; 319:1523-8.

32. Kromhout D. On the waves of the Seven Countries Study. A public health perspective on cholesterol. *Eur Heart* J 1999; 20:796-802.

33. Renaud S., Guegen R., Siest G., Salamon R. Wine, beer, and mortality in middle-aged men from Eastern France. *Epidemiology* 1998; 9:184-8.

34. Renaud S., Ruf J.C. Effects of alcohol on platelet functions. *Clin. Chim. Acta* 1996, 246:77-89.

35. Mennen L., Balkau B., Vol S., et al. Fibrinogen. A possible link between alcohol consumption and cardiovascular disease? *Arterioscl Thromb Vasc Biol* 1999; 19:887-92.

36. Ridker P., Vaugham D., Stamper M., et al. Association of moderate alcohol consumption and plasma concentration of endogenous tissue-type plasminogen activator. *JAMA* 1994; 272:929-33.

37. Rimm E., Ellison R. Alcohol in the Mediterranean diet. *Am J Clin Nutr* 1995;61 (suppl):1378S-82S.

38. Van Der Gaag M., Ubbink J., Sillanaukee P et al. Effect of consumption of red wine, spirits and beer on serum homocysteine. *Lancet* 2000; 355:1522.

39. Bleich S., Bleich K., Kropp S et al. Moderate alcohol consumption in social drinkers raises plasma homocysteine levels: a contradiction to the "French paradox"? *Alcohol Alcohol.* 2001; 36:189-92.

40. Fried P., Moore R., Pearson T. Long term effects of cigarette smoking and moderate alcohol consumption on coronary artery diameter. *Am.J.Med.,* 1986;80:27-44.

41. Muntwyler J., Hennekens CH., Burings JE., Gaziano J. Mortality and light to moderate alcohol consumption after myocardial infarction. *Lancet* 1998 ; 352:1882-5

42. Moosavi F, Hosseini R, Saso L, Firuzi O. Modulation of neurotrophic signaling pathways by polyphenols. *Drug Des Devel Ther.* 2015 Dec 21; 10:23-42.

43. Iriti M, Varoni EM. Cardioprotective effects of moderate red wine consumption: Polyphenols vs ethanol. *Journal of applied biomedicine* 12 (2014) 193-202

44. Martin.R Andriantsitohaina, Mécanismes de la protection cardiaque et vasculaire des polyphénols au niveau de l'endothélium, *Annales de Cardiologie et d'Angéiologie*, Volume 51, Issue 6, December 2002, Pages 304-315

45. M. Grønbaek, A. Deis, T. I. Sørensen, U. Becker, P. Schnohr, G. Jensen. Mortality associated with moderate intakes of wine, beer, or spirits. *BMJ*. 1995 May 6 ; 310(6988): 1165-1169.

46. Rifler JP. Les polyphénols du vin rouge. Concours Médical 1995 ; 117:3571-6.

47. Demrow H., Slane P., Folts J. Administration of wine and grape juice inhibits in vivo platelet activity and thrombosis in stenosed canine coronary arterie. *Circulation* 1995; 9:1182-8.

48. Frankel E., Kanner J., German J., Parks E. et al. Inhibition of oxydation of human low-density lipoprotein by phenolic substances in red wine. *Lancet* 1993, 341(8843):454-457.

49. Fuhrman B., Lavy A., Aviram M. Consumption of red wine with meals reduces the susceptibility of human plasma and low-density lipoprotein to lipid peroxidation. *Amer J Clin Nutr* 1995; 61:549-54.

50. Kanner J., Gorelik S., Ligumsky M., Kohen R. http://pubs.acs.org/doi/full/10.1021/jf703700d - ath4#ath4The Stomach as a "Bioreactor": When Red Meat Meets Red Wine *J. Agric. Food Chem.*, 2008, *56* (13), pp. 5002-5007

51. Gesquière L., Loreau N., Blache D. Impaired cellular cholesterol efflux by oxysterol-enriched high-density lipoproteins. *Free Radic Biol Med* 1997; 23:541-547.

52. Arichi H., Kimura Y., Okuda H., Kozawa A., Arichi S. Effects of stilbenes components of the roots of polygonum cuspidatum on lipid metabolism. *Chem. Pharm. Bull.* 1982; 30:1766-1770.

53. Ruf J., Berger J., Renaud S. Arterioscler Thromb Vasc Biol 1995; 1: 140-144.

54. Pace-Asciak C., Hahn S, Diamandis E et al. The red wine phenolics trans-resveratrol and quercetin block human platelet aggregation and eicosanoid synthesis: Implications for protection against coronary heart disease. Clin Chim Acta 1995 ; 235:207-219.

55. Blache D., Gesquière L., Loreau et al. Oxidant stress: the role of nutrients in cell-lipoprotein interactions. Proc Nutr Soc 1999; 58:559-563.

56. Grønbaek M., Becker U., Johansen D. et al. Type of alcohol consumed and mortality from all causes, coronary heart disease, and cancer. Ann Intern Med. 2000; 133:411-9.

57. Wang D, Wang Z, Zhang L, Wang Y. Roles of Cells from the Arterial Vessel Wall in Atherosclerosis. *Mediators Inflamm.* 2017 ; 2017

2.
RADICAUX LIBRES ET DÉFENSE ANTIOXYDANTE

On entend souvent parler des antioxydants comme de molécules miracle pour la santé. Mais pour comprendre les antioxydants, il faut comprendre les oxydants. Dans le règne du vivant, les oxydants endogènes sont appelés radicaux libres de l'oxygène.

Les radicaux libres de l'oxygène

Un radical libre est une espèce chimique possédant un électron célibataire (non apparié).

Les radicaux libres de l'oxygène (RLO) peuvent être d'origine exogène : l'exposition à la pollution, au soleil prolongé, l'absorption de médicaments, d'alcool et le tabagisme provoquent une production de RLO qui peut surpasser les défenses antioxydantes endogènes. Malheureusement, l'alimentation actuelle n'est pas suffisante en fruits et légumes (polyphénols, vitamine C, vitamine E et caroténoïdes) afin de suppléer les défenses antioxydantes endogènes dépassées.

Les RLO peuvent aussi être endogènes : toutes les cellules, par leur métabolisme, produisent de faibles quantités de dérivés réactifs de l'oxygène. En effet, 1 à 2 % de l'oxygène présent est dévié vers la formation de radicaux libres. Les RLO sont essentiellement formés au niveau mitochondrial lors du processus de conversion de l'oxygène en eau, produisant le radical superoxyde ($O_2^{\cdot-}$). Ce radical superoxyde peut également être produit au niveau microsomial et plasmatique par les enzymes NADPH oxydases. Le radical superoxyde est transformé en peroxyde d'hydrogène (H_2O_2) (plus stable) par la superoxyde dismutase (SOD) et ensuite en eau, soit par la catalase (CAT) ou le glutathion peroxydase (GPx). (1)

Les RLO peuvent réagir avec différents substrats biologiques tels que les lipides, les protéines et l'ADN.

> Le stress oxydatif correspond au déséquilibre de la balance des composés pro-oxydants et antioxydants.

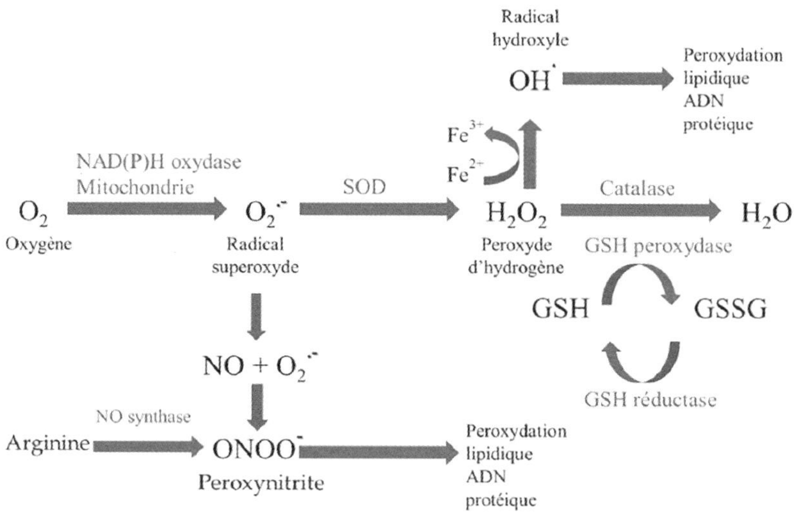

Les RLO sont impliqués dans l'expression et la régulation des fonctions de prolifération et de mort cellulaire. L'étude de diverses pathologies telles que les maladies neurodégénératives, l'athérosclérose et le cancer a démontré que les RLO agissent également comme des médiateurs inflammatoires.

Les RLO sont très instables et leur durée de vie est très courte (0,0001 seconde). Leur réactivité réside dans leur recherche d'un électron afin d'apparier leur électron célibataire.

Les mitochondries sont les organites essentiels à l'origine de la production d'énergie, sous forme d'ATP (adénosine triphosphate), nécessaire au fonctionnement cellulaire. La chaîne respiratoire de la mitochondrie est une source permanente de RLO.

L'expression des gènes nucléaires codant pour les protéines mitochondriales ainsi que les mécanismes de réplication et de transcription de l'ADNmt sont régulés principalement par des facteurs de transcription et par des coactivateurs transcriptionnels.

Les facteurs transcriptionnels

Nrf2 (Nuclear respiratory factor 2) ou NFE2L2 (Nuclear factor (erythroid-derived 2)-like 2)

Le Nrf2 est un important facteur de transcription qui protège la mitochondrie du stress oxydatif en induisant des gènes antioxydants et de détoxification (enzymes de phase II) par sa liaison à l'élément de réponse antioxydante (ARE).

La protéine Keap1 *(Kelch-like ECH-associated protein 1)* se fixe sur la protéine Nrf2 pour l'inhiber. À l'état quiescent (phase de repos), Nrf2 est ancrée dans le cytoplasme en se liant à la protéine Keap1, laquelle facilite l'ubiquitination[7] et la protéolyse de Nrf2. Ce mécanisme contribue à l'effet répresseur de Keap1 sur Nrf2. L'activation de Nrf2 conduit à une réponse antioxydante et anti-inflammatoire coordonnée (2, 3, 4, 5, 6).

En cas d'activation, entre autres par les polyphénols, Nrf2 se libère de Keap1, entre dans le noyau et se fixe sur ARE, ce qui provoque la synthèse des enzymes antioxydantes.

***PGC1α* (peroxisome proliferator activated receptor γ (PPAR γ) coactivator 1α)**

Le PGC1α fait partie des coactivateurs transcriptionnels ayant un rôle majeur dans la biogenèse mitochondriale. Cette protéine travaille de concert avec Nrf2 afin d'induire l'expression de gènes codant pour les protéines de la chaîne respiratoire, et les facteurs de réplication et de transcription mitochondriaux (7). De plus, l'interaction de

7. Ubiquitination : fixation d'une ou plusieurs ubiquitines sur d'autres protéines plus faibles en vue de leur destruction.

PGC1α avec PPAR y permet la régulation de l'expression des gènes codant pour les protéines impliquées dans l'oxydation mitochondriale des acides gras (8).

PGC-1α amplifie l'effet des glucocorticoïdes, du glucagon et de l'adrénaline sur la transcription des enzymes de la néoglucogenèse hépatique (formation de glucose dans le foie à partir de substrats non glucidiques : pyruvate, lactate, glycérol, acides aminés).

En présence d'insuline (hormone qui permet au glucose d'entrer dans les cellules), la transcription de PGC-1α est réprimée.

La mort cellulaire programmée (apoptose) joue un rôle fondamental dans le maintien de l'intégrité de l'organisme et son dérèglement a été identifié dans de nombreux processus pathologiques. Une activation en cascade de protéases à cystéine – les caspases – conduit au clivage de divers substrats protéiques essentiels à la survie cellulaire et permet l'amplification d'un signal de mort provenant principalement de deux voies : l'une déclenchée par des protéines relarguées par des mitochondries ; l'autre engendrée dans la membrane plasmique par des récepteurs, membres de la famille du TNFR *(tumor necrosis factor receptor)*. La mitochondrie joue un rôle clé dans la régulation de l'apoptose. (9)

La phase effectrice de l'apoptose comporte l'ouverture des pores de transition de perméabilité (PTP) des mitochondries et la libération de molécules apoptogènes telles que le cytochrome c, les caspases 2, 3 et 9 ainsi que le facteur inducteur d'apoptose (AIF). Cette phase s'accompagne d'une diminution du potentiel transmembranaire mitochondrial, suivi du gonflement de la matrice mitochondriale, et d'une interruption du métabolisme énergétique aérobie. Cette phase de libération est sous le contrôle des protéines de la famille Bcl-2 (10).

En fait, Bcl-2 forme des hétérodimères avec les protéines pro-apoptotiques Bax et Bak, ils contrebalancent leur activité et permettent la stabilité de la mitochondrie en se liant à la membrane externe de la mitochondrie et en prévenant l'ouverture des PTP. Les membres de la famille Bcl-2 ont une importance cruciale dans la régulation des voies de signalisation de la mort cellulaire. Cette famille comprend aussi bien des protéines pro-apoptotiques (comme Bax, Bak, Bad, Bid, Bim, etc.) qu'anti-apoptotiques (comme Bcl-2 et Bcl-xL). (11)

Effets dommageables du stress oxydatif sur les cibles biologiques

Les principales cibles radicalaires sont les lipides, les macromolécules et l'ADN.

Les lipides sont une cible privilégiée des RLO qui provoquent l'oxydation des acides gras polyinsaturés (AGPI) estérifiés aux phospholipides membranaires, créant ainsi la peroxydation lipidique.

L'attaque d'un AGPI par un radical $OH^{\cdot}$ par exemple (le radical peut être également un atome ferreux complexé à une molécule organique, une particule hautement énergétique, etc.) va former un radical lipidique qui subira un réarrangement interne de ses doubles liaisons pour devenir un diène conjugué.

Ce réarrangement se définit par le déplacement de la double liaison la plus proche de l'électron célibataire et s'appelle la phase d'initiation de la peroxydation lipidique.

En présence d'oxygène, le diène conjugué va se transformer en un radical peroxyde ($LOO^{\cdot}$) qui va déstabiliser un autre AGPI pour former un hydroperoxyde lipidique (LOOH) et un autre radical lipidique: c'est la phase de propagation de la peroxydation lipidique. Les réactions de cette phase prolongent les effets des radicaux libres intramembranaires provoquant une augmentation de la perméabilité membranaire pouvant altérer de façon irréversible les fonctions de la cellule.

Les réactions de la peroxydation lipidique se termineront par la formation des hydroperoxydes et de ses dérivés. Toutefois, en présence de fer, ils seront transformés en radicaux alkoxyles. Le malondialdéhyde (MDA) est un des dérivés de la peroxydation lipidique qui a une demi-vie bien plus longue qu'un radical libre. Le MDA réagit avec la désoxyadénosine et la désoxyguanosine pour former des adduits (réarrangements moléculaires) au niveau de l'ADN, qui peuvent être mutagènes. (12)

Les protéines sont attaquées par le radical hydroxyle. Les RLO peuvent modifier la conformation tridimensionnelle de la protéine. Ils peuvent induire des réticulations inter et intra-protéines par addition d'un groupement lysine sur le groupement carbonyle d'une protéine oxydée, et briser les ponts disulfures de la protéine. Le tryptophane, la tyrosine, la phénylalanine, la méthionine et la cystéine sont les acides aminés les plus touchés par les RLO.

L'ADN nucléaire et l'ADN mitochondrial sont aussi des cibles des RLO. L'hydroxylation des bases puriques et pyrimidiques et du squelette désoxyribose provoque le clivage des brins d'ADN et des mutations génétiques. (13)

Par exemple, l'oxydation de la guanine par le radical hydroxyle forme la 8-hydroxy-guanine (8-OH-G). Ces altérations conduisent à l'arrêt de l'induction de la transcription ou de la traduction des voies de signalisation, aux erreurs de réplication et à l'instabilité génomique.

Les effets délétères des RLO peuvent être contrecarrés par les défenses antioxydantes.

Défenses antioxydantes

Systèmes de défenses enzymatiques

> Les systèmes enzymatiques sont les systèmes de défense cellulaire les plus importants pour contrer les attaques oxydatives. Ils protègent ou détoxifient l'organisme contre les RLO.

Les superoxydes dismutases (SOD) et la catalase (CAT) jouent un rôle de protection alors que les glutathions peroxydases (GPx) jouent plutôt un rôle de détoxification des RLO. (14)

Il existe trois SOD : celle localisée dans le cytoplasme fait intervenir le cuivre et le zinc comme cofacteurs[8], nommée

8. Cofacteur: substance chimique de nature non protéique, mais qui est liée à une protéine, et dont la présence est nécessaire à l'activité biologique de cette dernière, qui est en règle générale une enzyme.

Cu^{2+}/Zn^{2+}- SOD (SOD-1), celle localisée dans les mitochondries dont le cofacteur est le manganèse, Mn^{2+}- SOD (SOD-2); et la troisième qui a comme cofacteur cuivre et zinc (comme SOD-1) Cu^{2+}/Zn^{2+}-SOD mais qui est extracellulaire (SOD-3). Les SOD sont des métalloenzymes qui catalysent la dismutation des anions superoxydes en peroxyde d'hydrogène (H_2O_2) et en oxygène 10 000 fois plus rapidement que la dismutation spontanée de l'anion superoxyde. (15)

La réduction du H_2O_2 dans le cytosol va dépendre de la Cu^{2+}/Zn^{2+}- SOD et du glutathion peroxydase (GPx). (16)

La catalase localisée dans la mitochondrie et les peroxysomes peuvent également réduire le H_2O_2 mais étant donné sa faible affinité pour ce radical, la GPx est plus efficace. (17)

Par contre, un excès de H_2O_2 et/ou la présence de métaux de transition, Fe^{2+} et le Cu^{2+}, peuvent mener à la formation du radical hydroxyle ($OH^{\cdot}$) et des métabolites réactifs nitrés. (18)

Les GPx détoxifient le peroxyde d'hydrogène et les peroxydes lipidiques en couplant leur réduction à l'oxydation d'un substrat réducteur, le glutathion. (19)

Les GPx sont des enzymes séléno-dépendantes qui contiennent quatre atomes de sélénium dans le centre actif de l'enzyme. Ainsi, un déficit en sélénium entraîne une diminution de l'activité de la GPx. Deux formes de GPx se différencient l'une de l'autre de par leur structure et leur activité. (20) L'une est intracellulaire et l'autre est extracellulaire ayant des ponts disulfures et de forme glycosylée. La GPx utilise le glutathion réduit (GSH) présent dans le cytosol et les mitochondries comme cofacteur.

La détoxification des hydroperoxydes (ROOH) par la GPx nécessite l'enzyme PLA2 (Phospholipase A2). PLA2 permet la libération des peroxydes d'acides gras des membranes cellulaires en hydrolysant les liens esters des phospholipides membranaires. Les ROOH sont transformés par la suite dans le cytosol par la GPx.

La CAT se trouve dans les peroxysomes et les érythrocytes. Son rôle est d'empêcher le peroxyde d'hydrogène (H_2O_2) de participer à la réaction de Fenton et de le transformer en eau (H_2O) et en oxygène moléculaire (O_2). La réaction de Fenton est une réaction d'oxydation avancée qui consiste, en présence de sels métalliques, à générer le radical hydroxyle.

> Les cofacteurs des enzymes antioxydantes peuvent être apportés par l'alimentation. Par exemple, on peut retrouver le cuivre dans les champignons, l'ail, les artichauts, les bananes, les citrons, les poires…, le manganèse dans les betteraves, les petits pois et les légumes secs, le soufre dans les asperges, l'ail, l'oignon, l'échalote, la ciboulette…, le magnésium dans le chocolat, les bananes, les framboises, les épinards…, le zinc dans les huîtres ou dans le foie de veau cuit, et le sélénium dans les aliments riches en protéines animales (viandes, œufs, poissons, lait), dans les céréales et certains fruits secs. Et quoi de meilleur qu'une côte de bœuf et un verre de Bourgogne pour régénérer ses réserves en sélénium et en polyphénols.

Systèmes antioxydants non enzymatiques

Les antioxydants non enzymatiques peuvent être des agents hydrosolubles endogènes (glutathion, acide urique, bilirubine et coenzyme Q10) ou être fournis par l'alimentation (vitamine C et E, caroténoïdes, polyphénols). (21, 22, 23)

Le glutathion est un agent hydrosoluble endogène qui a un pouvoir antioxydant important. Le glutathion prévient l'oxydation des groupements thiols grâce à son pouvoir réducteur. La régénération de la fonction thiol GSH à partir de forme oxydée se fait grâce à l'activité de l'enzyme glutathion réductase (GR). Il peut capter les ions cuivreux et limiter ainsi leur participation à la réaction de Fenton. De plus, il est impliqué directement dans la réparation des atteintes oxydatives à l'ADN.

La vitamine C (acide ascorbique) hydrosoluble peut se comporter comme un antioxydant ou un pro-oxydant en fonction de la dose employée. Une trop grande dose devient toxique pour l'organisme. L'acide ascorbique peut prendre une forme réduite ou oxydée selon le pH du milieu dans lequel elle est et la présence de métaux de transition (fer, cuivre...). Le passage d'une forme à l'autre est effectué par la glutathion réductase et génère un radical ascorbyle. Ainsi, elle est considérée comme un couple rédox[9] avec un radical ascorbyle capable de capter les RLO et l'oxygène singulet (forme instable et réactive de l'oxygène). Une réaction rédox ou réaction d'oxydo-réduction est une réaction chimique impliquant un transfert d'électron. Elle implique un oxydant qui capte un électron et un réducteur qui cède un électron.

La vitamine E existe sous huit formes naturelles, quatre tocophérols et quatre tocotriénols. Liposoluble, elle a la capacité de capter et de stabiliser l'électron célibataire des radicaux libres. Le tocophérol porteur d'un radical peut réagir avec un nouveau radical libre pour former une espèce neutre, ou être régénéré par la vitamine C, le glutathion ou le coenzyme Q10. La vitamine E joue principalement son rôle d'antioxydant dans les membranes biologiques. Les mitochondries, qui sont génératrices de radicaux libres, contiennent de forts taux de vitamine E dans leur membrane lipidique, constituée d'acides gras polyinsaturés soumis au stress oxydatif. En fait, la mitochondrie génératrice de radicaux libres se protège elle-même de l'effet toxique de ceux-ci grâce à sa membrane riche en vitamine E.

Les caroténoïdes

Les caroténoïdes constituent une grande famille de pigments fabriqués par les végétaux. Les plus importants sont le β-carotène (précurseur du rétinol ou vitamine A), l'αcarotène, la lutéine, la zéaxanthine et le lycopène (le plus efficace). Ce sont de très puissants anti-radicalaires, ils sont capables de capter l'oxygène singulet. Les carotènes sont retrouvés dans les carottes, la lutéine dans les épinards et les haricots verts, la zéaxanthine dans le maïs et le lycopène dans les tomates et le melon.

---

9. Un couple rédox ou oxydant réducteur est constitué de l'ensemble formé par l'oxydant et le réducteur d'un seul et même élément.

Les polyphénols

Tous les végétaux sont riches en polyphénols. La teneur en molécules phénoliques est fonction de plusieurs paramètres comme l'ensoleillement, l'altitude, le terrain... et varie largement d'un végétal à l'autre. Leur activité antioxydante est plus élevée que celle de la vitamine E. Les polyphénols sont présents dans les épices comme la cannelle, dans les plantes aromatiques comme le thym ou le romarin, dans les boissons comme le thé, la bière, le vin ou encore dans le chocolat.

Les mécanismes d'action des polyphénols

Chélation des ions métalliques

Un chélateur est une substance chimique qui a la propriété de fixer durablement des ions positifs pour former un complexe soluble. Selon leur structure, les polyphénols peuvent chélater divers métaux de transition tels que les ions Fe^{++}, Cu^{++}, etc., qui sont impliqués dans les mécanismes d'oxydation. Ceci a un grand intérêt biologique puisque ces ions peuvent être responsables, au cours de la réaction dite de Fenton, de la production du radical hydroxyle ($OH^{\cdot}$) par la réduction de peroxyde d'hydrogène (H_2O_2).

De plus, l'auto-oxydation des ions Fe^{++} et Cu^{++} est une source de radical superoxyde ($O_2^{\cdot -}$) et de H_2O_2. Ainsi, la chélation des ions Fe^{2+} et Cu^{2+} sous forme de complexes inertes va empêcher l'activité du cycle rédox, qui dans des conditions aérobies, produit des espèces réactives de l'oxygène.

Ce mécanisme pourrait jouer un rôle important dans le pouvoir antioxydant des polyphénols. Ceci permet de protéger les lipides polyinsaturés (constituants des membranes cellulaires) contre les phénomènes générateurs de radicaux.
La catéchine, la quercétine, la rutine et le *trans*-resvératrol ont une bonne capacité de chélation du fer et du cuivre.

Le piégeage des radicaux libres

La fonction « hydroxyle phénolique » permet aux polyphénols de réagir avec les espèces réactives de l'oxygène comme le radical superoxyde ($O_2^{\cdot}$) et le radical hydroxyle ($OH^{\cdot}$), en cédant un électron, pour produire des radicaux phénoxy stables. Les polyphénols peuvent donner un électron et un hydrogène afin de réduire et stabiliser les radicaux libres des acides gras poly-insaturés présents dans les lipoprotéines de basse densité (LDL) et les membranes. Les flavan-3-ols sont des antioxydants très puissants.

Complexation des macromolécules

Les tanins ont la grande propriété de pouvoir complexer les macromolécules comme les protéines, les polysaccharides ou l'ADN. C'est le principe du tannage des peaux d'animaux qui consiste à créer des liaisons entre les molécules de collagène de la peau (qui est une protéine) pour les transformer en cuir.

Effet pro-oxydant ?

Les flavonoïdes sont connus pour leurs effets antioxydants mais ils sont susceptibles de présenter une activité pro-oxydante (24, 25). En effet, ils sont capables d'induire une auto-oxydation et de générer des RLO.

Des études complémentaires sont nécessaires pour déterminer la frontière entre l'effet antioxydant et l'effet pro-oxydant des polyphénols.

Pour les polyphénols comme pour tout le reste, c'est la dose qui compte.

Tout est une question d'équilibre, il faut des lipides mais pas trop, il faut des protéines mais pas trop, il faut de l'alcool mais pas trop, il faut des polyphénols mais pas trop. Notre santé dépend de la qualité de notre nutrition.

Bibliographie

1. Halliwell B. Free radicals and antioxidants: a personal view. *Nutr Rev* 1994; 52:253-65.

2. Lee JM, Calkins MJ, Chan K, Kan YW, Johnson JA, Identification of the NF-E2-r elated factor -2-dependent genes conferring protection against oxidative stress in primary cortical astrocytes using oligonucleotide microarray analysis, *J Biol Chem*, 2003; 278:12029-12038

3. Howden R, Nrf2 and car diovascular defense, *Oxid Med Cell Longev*, 2013; 2013:104308

4. Itoh K, Wakabayashi N, Katoh Y et al. Keap1 represses nuclear activation of antioxidant responsive elements by Nrf2 throughbinding to the amino-terminal Neh2 domain, *Genes Dev*, 1999; 13:76-86

5. Xiao-Jun Wang, Zheng Sun, W eimin Chen, Yanjie Li, Nicole F. Villeneuve et Donna D. Zhang, "Activation of Nrf2 by arsenite and monomethylarsonous acid is independent of Keap1- C151 : enhanced Keap1–Cul3 interaction", *Toxicology and Applied Pharmacology*, vol. 230, n 3, août 2008, p. 383-389

6. Tatsuhiro Shibata, T sutomu Ohta, Kit I. T ong, Akiko Kokubu, Reiko Odogawa, Koji T suta, Hisao Asamura, Masayuki Yamamoto et Setsuo Hirohashi, "Cancer related mutations in NRF2 impair its recognition by Keap1-Cul3 E3 ligase and promote malignancy", *Proceedings of the National Academy of Sciences of the United States of America*, vol. 105, n 36, 9 septembre 2008, p. 13568-13573.

7. Thermogenic coactivator PGC-1. Cell 1999; 98:115-24.

8. Vega RB, Huss JM, Kelly DP. The coactivator PGC-1 cooperates with peroxisome proliferator-activated receptor alpha in transcriptional control of nuclear genes encoding mitochondrial fatty acid oxydation enzymes. *Mol Cell Biol* 2000; 20:1868-76.

9. Stress and mitochondrial functions in the intestinal Caco-2/15 cell line. *PLoS One* 2010; 5 :e11817.

10. Reed JC, Jurgensmeier JM, Matsuyama S. Bcl-2 family proteins and mitochondria. *Biochim Biophys Acta* 1998; 1366:127-37.

11. Cheng EH, Wei MC, Weiler S, Flavell RA, Mak TW, Lindsten T, Korsmeyer SJ. BCL-2, BCL-X(L) sequester BH3 domain-only molecules preventing BAX- and BAKmediated mitochondrial apoptosis. *Mol Cell* 2001; 8:705-11.

12. Marnett LJ. Lipid peroxidation-DNA damage by malondialdehyde. *Mutat Res.*1999; 424:83-95.

13. Valko M, Rhodes CJ, Moncol J, Izakovic M, Mazur M. Free radicals, metals and antioxidants in oxidative stress-induced cancer. *Chem Biol Interact* 2006; 160:1-40.

14. Haleng J, Pincemail J, Defraigne JO, Charlier C, Chapelle JP. [Oxidative stress]. *Rev Med Liege* 2007; 62:628-38.

15. Halliwell B. Antioxidant defence mechanisms: from the beginning to the end (of the beginning). *Free Radic Res* 1999; 31:261-72.

16. Kruidenier L, Kuiper I, van DW, Marklund SL, van Hogezand RA, Lamers CB, Verspaget HW. Differential mucosal expression of three superoxide dismutaseisoforms in inflammatory bowel disease. *J Pathol* 2003; 201:7-16.

17. Jones P, Suggett A. The catalse-hydrogen peroxide system. Kinetics of catalatic action at high substrate concentrations. *Biochem J* 1968; 110:617-20.

18. Kruidenier L, Kuiper I, Van DW, Mieremet-Ooms MA, van Hogezand RA, Lamers CB, Verspaget HW. Imbalanced secondary mucosal antioxidant response in inflammatory bowel disease. *J Pathol* 2003; 201:17-27.

19. Brigelius-Flohe R, Kipp A. Glutathione peroxidases in different stages of carcinogenesis. *Biochim Biophys Acta* 2009; 1790:1555-68

20. Avissar N, Whitin JC, Allen PZ, Wagner DD, Liegey P, Cohen HJ. Plasma selenium-dependent glutathione peroxidase. Cell of origin and secretion. *J Biol Chem* 1989; 264:15850-5.

21. Brigelius-Flohe R, Traber MG. Vitamin E: function and metabolism. *FASEB J.* 1999; 13:1145-55.

22. Liebler DC, Kling DS, Reed DJ. Antioxidant protection of phospholipid bilayers by alpha-tocopherol. Control of alpha-tocopherol status and lipid peroxidation by ascorbic acid and glutathione. *J Biol Chem* 1986; 261:12114-9.

23. Burton GW, Ingold KU. beta-Carotene: an unusual type of lipid antioxidant. *Science* 1984; 224:569-73.

24. Kessler M., Ubeau G., et Jung L., (2002). Anti- and pro-oxydant activity of rutine and quercetin derivated. *J. Pharm. Pharmacol.* 55:1-11

25. Sabiha A. (2013). Polyphénols de l'alimentation: extraction, pouvoir antioxydant et interaction avec des ions métalliques. *Thèse de doctorat. Université d'Avignon et des Pays de Vaucluse et Université A. Mira (Bejaïa, Algérie) 2013AVIG0248*

3.
LE VIN PAÏEN

Les premières traces de présence de vigne ont été relevées à l'est du bassin méditerranéen qui s'étendait de la Géorgie à l'Arménie, de l'Iran à l'Égypte.

En 2010, une équipe internationale d'archéologues a découvert dans une caverne en Arménie des vestiges témoignant de la production de vin datant de 6100 ans. On peut imaginer l'émotion à la découverte de ces trésors viticoles cachés sous une couche de terre datée de 4000 ans. Ils y ont déniché des pépins de raisin, des sarments de vigne, un pressoir, une cuve, des fragments de poteries imprégnés de vin ! Déjà en 2007, dans la même région, les archéologues avaient découvert d'anciens grains de raisin. La datation a été faite par l'utilisation de la malvidine, un pigment qui donne aux raisins et aux grenades la couleur rouge et qu'ils ont détecté sur la paroi de tessons de céramique. (1) Cette datation est un indice mais, pour Hans Barnard, il ne saurait être suffisant : « Une preuve définitive ne peut être apportée que par la combinaison d'indices archéologiques, historiques et chimiques » déclara-t-il lors d'une interview. (2)

Sur un site de Géorgie, dans la région du Caucase du Sud, des résidus conservés à l'intérieur de fragments de poteries datant de 5000 à 6000 ans ont été découverts et analysés par des scientifiques dans le cadre de l'expédition du Projet archéologique régional Gadachrili Gora (GRAPE), mené conjointement entre l'Université de Toronto et le Musée national géorgien. Les nouvelles méthodes d'extraction chimique ont confirmé qu'il y avait de l'acide tartrique, un composé présent en forte quantité dans le raisin et le vin ainsi que trois acides organiques associés (malique, succinique et citrique), dans les résidus provenant de jarres d'argile. L'analyse chimique de ces composés a permis de mettre en évidence l'existence de vin (de raisins). Les résidus jaunes ont laissé penser aux chercheurs qu'il s'agissait plutôt de vin blanc que de vin rouge. Comme dans toutes missions de datation par la chimie, elle est à confronter avec d'autres indices, archéologiques, archéobotaniques, climatiques... Les grandes jarres parmi les premières poteries fabriquées au Moyen-Orient servaient certainement de vase de fermentation, de vieillissement et à faire le service. (3)

De quel type de vin s'agissait-il ? Du vin païen, celui bu parfois avec déraison pour célébrer les dieux et atteindre la transe ? Du vin divin ? Symbole du renouveau, du sacrifice du Christ pour le salut de l'Homme ? Du vin médecin ? Celui qui soigne le corps et l'âme ? Il ne s'agit en fait que d'un seul et même breuvage, un nectar qui alimenta autant les fantasmes du spirituel que les recettes médicinales du réel.

Le vin est présent dans les mythologies du monde entier où bien souvent il est intrinsèquement lié à la célébration des dieux, à la joie et à la quête de l'immortalité. Un breuvage célébré depuis la nuit des temps peut-il être un poison ?

Les archives mésopotamiennes (correspondant en grande partie à l'actuel Irak) confirment que le vin vient des montagnes d'Arménie et de Syrie comme le corroborent les découvertes archéologiques précitées. Les textes sumériens (langue morte parlée dans l'Antiquité en Basse Mésopotamie) du IIe millénaire av. J.-C retracent *L'Épopée de Gilgamesh*, personnage héroïque de la Mésopotamie antique. Il fut le roi de la Cité d'Uruk où il aurait régné vers 2650 av. J.-C. et incarna également le dieu des Enfers dans la mythologie mésopotamienne. Parmi ses aventures, on relève sans doute un des premiers liens entre vin, immortalité et divinité. Désemparé par la mort de son ami et compagnon d'armes Enkidu, Gilgamesh, effrayé par la mort, s'en va consulter le sage Uta-Napishtim. Le sage avait reçu en cadeau du dieu Enki l'immortalité pour avoir construit une arche afin de sauver l'humanité du déluge. Ce déluge avait été provoqué par le dieu Enlil pour punir les hommes trop bruyants la nuit, un jour où il était vraisemblablement mal luné par manque de sommeil... D'où venait cette potion d'immortalité ? Un indice se trouve dans le titre de cet ouvrage... Il s'agissait d'une boisson tirée d'une vigne, une « plante qui guérit de la peur de la mort ». Gilgamesh attendait du sage qu'il lui partage la potion qui défiait la mort ! Mais le pauvre roi ne put goûter à cette immortalité : la déesse Siduri, qui tenait une taverne sur la route, lui rappela cet adage « l'immortalité doit rester un privilège des dieux » (4). C'est la condition des hommes de vivre avec la mort et la quête de Gilgamesh pour s'y soustraire ne fut pas tout à fait vaine, car à défaut d'avoir bu un verre du vin enchanté, il serait quand même devenu une divinité des Enfers... Qu'importe le flacon, pourvu qu'on ait l'immortalité !

La mythologie perse nous embarque dans la légende du Chah Djamshid où le vin n'est ici pas une potion d'immortalité mais un antidépresseur ! D'ailleurs, la légende ne dit pas si, à défaut du vin magique, Gilgamesh ne s'offrit pas quand même un petit verre de vin ordinaire pour se remonter le moral ! Revenons à notre Chah. Le conte rapporte qu'il fit tuer un serpent qui s'en prenait violemment à un bel oiseau. Bien éduqué, l'oiseau offrit à son sauveur une petite graine qui se transforma en vigne. Que faire de ces baies de raisin inconnues ? Elles furent mises dans des jarres davantage par méfiance que par génie. Les baies furent considérées comme du poison et c'est exactement ce dont avait besoin une femme du harem pour se suicider. Elle en ingurgita et ce n'est pas la mort qui fut au rendez-vous, mais la joie de vivre. L'effet fut donc totalement l'inverse de celui imaginé. Elle fit goûter ce nectar délicieux au Chah Djamshid. Dès lors, toutes les vignes de Persépolis furent dédiées à la fabrication du vin.

> En Iran, le vin est encore appelé ZEHER-i-KHOS qui signifie le poison agréable ! Un oxymore qui reflète le message de ce livre : bu avec trop de passion c'est un poison, bu avec raison c'est une potion ! (5)

On décèle dans ces aventures mythologiques que le vin est un privilège comme il était le privilège des pharaons sous l'Égypte ancienne.

Les plus anciens vestiges d'une activité viticole en Égypte ont été découverts en 1988 dans la nécropole d'Oumm El Qaab dans la tombe de celui qui fut nommé le Scorpion, datée de 3200 avant notre ère. Dans la tombe, découverte par l'archéologue allemand Günter Dreyer, des centaines de jarres à vin, provenant de Palestine, accompagnant son dernier voyage retrouvèrent la lumière. (6)

Dans l'Ancien Empire (2700 à 2200 av. J.-C.), le vin était présent dans les rites funéraires, il était un moyen de communication avec les dieux et les jarres de vin présentes dans les tombes des pharaons sont le témoignage de son importance dans le voyage vers l'au-delà, vers leur immortalité. Dans la tombe de Toutankhamon (1335-1327 av. J.-C), vingt-six amphores vinaires ont été retrouvées (7) avec des inscriptions indiquant la date de leur fermeture, la nature du produit conservé, ainsi que leur provenance. (8)

À partir du nouvel empire (du XVIe au XIe siècle avant notre ère), la culture de la vigne se répand dans toute l'Égypte, les Égyptiens cultivent la vigne sur des pergolas.

Toutankhamon, le fils du soleil, fait cultiver la vigne dans le Fayoum (ouest du Nil) et dans le delta du Nil au XIVe siècle av. J.-C. Mais on importe également des vins de Syrie et de Palestine comme ceux retrouvés dans la tombe du roi Scorpion.

Ramsès III fait planter dans le Fayoum les célèbres vignes de Kami-Komet ou encore la vigne de Djoser qui sera connue sous l'appellation « Loué sois-tu Horus qui est au seuil des cieux » qui donnera « le breuvage d'Horus », un intitulé sûrement moins laborieux à écrire en hiéroglyphe ! (9) Horus était le fils d'Osiris, mais qui était Osiris ? Et pourquoi l'associait-on au vin ?

Osiris, dieu du vin, était considéré comme bienveillant. Il existe plusieurs versions du mythe d'Osiris qui s'est répandu en Égypte au cours de la Ve dynastie (- 2500 – - 2300 av. J.-C.) et sa représentation devient un incontournable de l'ornement des monuments funéraires. Osiris est le fils de Nout, déesse du Ciel et de Geb, dieu de la Terre. C'est Osiris qui inventa l'agriculture et la religion. Il est considéré comme le premier des pharaons. Osiris va mourir tué par son frère Seth qui le dépeça et jeta ses morceaux dans le Nil. On connaîtra des morts plus douces… C'est sa sœur Isis, avec qui il avait de bonnes relations fraternelles, en tout cas meilleures qu'avec son frère a priori, qui va user de son pouvoir et le faire ressusciter. Une bienveillance sans doute liée à la double casquette d'Isis… sœur et épouse… Les frontières généalogiques des dieux étant toujours très floues ! D'après la légende, seul le phallus du malheureux aurait été dévoré par un oxyrhynque, une variété de brochet. Isis parvint à rafistoler Osiris pour un enterrement digne et en fit ainsi la première momie. Râ, le dieu Soleil, ressuscita alors Osiris, mais étant incomplet, il ne pouvait plus régner sur la terre des vivants. Il devint alors le dieu de la mort et de la résurrection. Osiris est associé au vin car il est l'esprit de la végétation et notamment de la vigne qui meurt en hiver et renaît au printemps éternellement.

De grandes fêtes, fêtes des morts ou Ouag, étaient organisées pour le célébrer. Elles déviaient souvent vers de grandes beuveries. On consommait le vin à outrance, un exemple à ne pas suivre évidemment.

L'excès n'était d'ailleurs pas l'apanage du peuple, certains intellectuels pouvaient s'enfoncer dans l'obscurité de l'ivresse et perdre de vue la modération. Voici une véritable réprimande adressée à un scribe :

« On me dit que tu négliges la pratique de l'écriture, et que tu t'abandonnes aux plaisirs.

Tu traînes de taverne en taverne. La bière t'enlève tout respect humain ; elle égare ton esprit.

Tu es comme un gouvernail brisé, qui ne sert à rien.

Tu es comme une chapelle privée du dieu, semblable à une demeure sans pain.

On t'a rencontré occupé à sauter un mur. Les gens fuient devant tes coups dangereux.

Ah ! Si tu voulais comprendre que le vin est une abomination.

Tu maudirais le vin doux; tu ne penserais pas à la bière et oublierais le vin de l'Étranger.

On t'apprend à chanter au son de la flûte, à dire des poèmes au son du double hautbois,

à chanter « pointu » au son des harpes, à réciter au son de la cithare !

Te voici assis dans la taverne, entouré par les filles de joie.

Tu désires t'épancher et suivre ton plaisir...

Te voici face à une fille, inondée de parfum, une guirlande de fleurs autour du cou, tambourinant sur ton ventre.

Tu vacilles et tu bascules à terre, tout couvert d'immondices. » (10)

Seuls les dieux buvaient du vin pur, les hommes devaient le couper avec de l'eau. Cette habitude serait en fait une idée des dieux. En effet, les dieux avaient une confiance relative en l'homme pour boire avec modération. Ils devaient estimer qu'eux seuls savaient se tenir... Au regard d'Osiris qui épouse sa sœur, on pourrait en douter, mais... les dieux ont des raisons que les mortels ignorent. L'expression « mettre de l'eau dans son vin » pourrait tenir sa source de cette directive, on est plus calme et serein si on évite les effets négatifs d'une consommation excessive.

Dans la mythologie grecque, le dieu de la vigne, du vin et de ses... excès s'appelle Dionysos. Deux principales versions se font face concernant la naissance de Dionysos. Dans la première, il serait le fils du dieu Zeus et de la mortelle Sélémé. Il serait né de la Terre frappée par la foudre, sa naissance serait un Feu Divin. Hera, jalouse, persuada Sélémé de demander à Zeus d'apparaître sous sa vraie forme. Il s'exécuta en se présentant à Sélémé sur son char dans un nuage d'éclair, Sélémé mourut foudroyée. Zeus, pour sauver Dionysos, prit l'enfant du ventre de sa mère pour le placer dans sa cuisse et finir la gestation.

Dans la deuxième, il serait le fils de Zeus et de Perséphone. Héra, avec la bienveillance qui la caractérisait, demanda aux Titans de se débarrasser du nouveau-né. Ils le découpèrent et le firent cuire dans une marmite. Athéna récupéra le cœur et le rendit à Zeus qui s'en servit pour féconder Sélémé.

Quelle que soit la version, Dionysos est né deux fois et sa résurrection est celle de la vigne au printemps. D'ailleurs, on expliquait par le mythe de Perséphone, sa mère, la renaissance de la végétation après l'hiver. Elle était la fille de Zeus et de Déméter, déesse de la fertilité de la terre, de l'agriculture et des moissons. Perséphone fut enlevée par Hadès le dieu des enfers et frère de Zeus. Au terme d'une réunion de famille houleuse, il fut décidé par Zeus qu'Hadès pouvait garder la jeune femme avec lui aux enfers une partie de l'année (en hiver) mais qu'il devait la restituer à sa mère le reste du temps. Ce mythe grec expliquait donc les saisons, la nature qui meurt en hiver lorsque la mère est triste d'être privée de sa fille et renaît au printemps lorsqu'elle la retrouve.

Après la naissance de Dionysos, la colère d'Hera ne s'était pas estompée. Le temps ne panse pas les plaies quand on a l'éternité devant soi. Après un temps d'errance et de folie provoqué par le pouvoir d'Hera, Dionysos se mit à voyager dans le monde entier en diffusant les secrets de la culture de la vigne.

Ainsi, la vigne et ses mystères auraient été offerts par Dionysos au roi Oénée. Comme toujours dans les mythes, il existe des versions diverses, l'une d'elles voudrait que le roi ait obtenu ce cadeau en offrant à Dionysos une nuit avec sa femme. Chacun jugera si le jeu en valait la chandelle. On retrouve cette même racine *oinos*, vin, dans le mot œnologie.

Les dionysies étaient des fêtes mystiques où l'ivresse permettait de communiquer avec les dieux. Ces fêtes étaient excessives, on chantait des dithyrambes (11), on jouait des percussions et de la flûte. Ces fêtes étaient publiques, mais il existait également des célébrations secrètes appelées des « Mystères », dirigées par les satyres et les ménades (adoratrices de Dionysos), et originellement réservées aux femmes.

Les premières tragédies jouées à Athènes lors des dionysies donnent naissance au théâtre. Durant les dionysies, toutes les activités de la ville s'arrêtaient et les citoyens étaient tous invités à partager l'évènement. C'était le temps de la cohésion sociale et de la convivialité.

Dans l'Empire romain, Bacchus était l'homologue de Dionysos. Il était souvent représenté avec un thyrse entouré de vigne et de lierre et parfois ivre sur un tonneau ou sur un âne. À l'instar du dieu grec, il voyageait à travers le monde pour enseigner l'agriculture, il planta notamment la vigne en Égypte.

Les bacchanales prirent un tournant plus subversif que les dionysies. Elles furent introduites en Italie vers 300 av. J.-C. Ces fêtes en l'honneur de Bacchus étaient primitivement organisées par les bacchantes (équivalent des ménades pour Dionysos).

Elles étaient à l'initiative des « Mystères » qui comportaient des sacrifices, des orgies et des délires pour fêter la résurrection du dieu né deux fois et espérer atteindre l'immortalité par la consommation de vin.

Les fêtes publiques étaient davantage des beuveries et évoluèrent vers des fêtes orgiaques, à tel point qu'elles finirent par être interdites en 186 avant notre ère à la suite du « Scandales des Bacchanales ». Le récit nous est livré par Tite-Live, historien de la Rome antique, dans son *Histoire romaine*, Livre 39, chapitres 8 à 19 : Un jeune homme allait participer aux Mystères sous l'influence de sa mère. Son amoureuse lui révéla les actes initiatiques de ces célébrations afin qu'il y renonce. Le jeune homme transmit ces informations au Consul Spurius Postumius Albinus. Cette dénonciation conduit à l'interdiction de ces Mystères et à l'arrestation de 7000 personnes dont certaines furent exécutées avec une volonté de rétablir les bonnes mœurs et asseoir l'autorité de la République.

> Les mythes de Dionysos, Bacchus ou Osiris possèdent une multitude de versions, mais toutes relatent une résurrection à l'image de la vigne à l'approche des beaux jours. Pour Gilgamesh, il s'agit d'une soif d'immortalité dont le vin est la clé. Quant à notre récit perse, il est associé à une renaissance incarnée par la

> femme du harem, la volonté de mort combattue par le goût du nectar.

Notre vin jadis païen deviendra divin par l'émergence des religions monothéistes et c'est dans l'Ancien Testament que Noé planta la vigne...

Bibliographie

1. "Chemical evidence for wine production around 4000 BCE in the Late Chalcolithic Near Eastern highlands" *Journal of Archaeological Science* May 2011 Hans Barnard, Alek N. Dooley, Gregory Areshian, Boris Gasparyan, Kym F. Faull.

2. Le Figaro 01/09/2011 Yves Miserey « En Arménie on faisait déjà du vin il y a 6000 ans ».

3. Stephen Batiuk "Early Neolithic wine of Georgia in the South Caucasus" *Proceedings of the National Academy of Sciences of the United States of America*, 13 novembre 2017

4. Didier Nourrisson, *Une histoire du Vin*, 2017, Collection pour l'histoire Édition Perrin, 374 p, pages 15 à 28.

5. Pascal Charvet, Françoise Argod-Dutard et Sandrine Lavaud, *Voyage aux pays du vin : des origines à nos jours. Histoire, anthologie et dictionnaire,* Robert Laffont, 2007, 1300 p.

6. Von Günter Dreyer, Umm el-Qaab 1. *Das prädynastische Königsgrab U-j und seine frühen Schriftzeugnisse*, Verlag Philippe von Zabern, 1999

7. Howard Carter and A C Mace, *The Tomb of Tut-ankh-Amen III*, Londres, 1933, p. 147-149

8. Jaroslav Cerny, *Hieratic Inscriptions from the Tomb of Tut'ankhamun*, Oxford, 1965 p. 1-4, 21-24

9. Didier Nourrisson, *Une histoire du Vin*, 2017, Collection pour l'histoire Édition Perrin, 374 p, page 15 à 28.

10. Traduction Christiane Desroches Noblecourt, *La femme au temps des pharaons*, Paris, Stock, 1986 et 2001.

11. Cantique consacré à Dionysos, dansé et chanté par des choristes déguisés en satyres, sous la conduite d'un coryphée. Le dithyrambe est à l'origine de la tragédie grecque. (Définition du Larousse)

4.
LE VIN DIVIN

> « Le vin est au cœur de la naissance des religions, Osiris, Dionysos, Bacchus, et le Christ qui en fait son sang. »
> *Jean-Robert Pitte, Le vin et le divin*

Le vin tient une place importante dans les liturgies juive et chrétienne. Il possède une dimension spirituelle forte que l'on retrouve dans l'Ancien et le Nouveau Testament. Dans la Bible, le vin et la vigne sont cités plus de quatre cents fois.

Dans l'Ancien Testament, on trouve la première évocation de la vigne lors de l'épisode du déluge avec Noé, écho à l'une des aventures de Gilgamesh que nous avons relatée. Yahvé est lassé, euphémisme pour décrire l'état d'esprit d'un Dieu déterminé à anéantir sa propre création, à cause de la vie corrompue que mènent les hommes. Il demande à Noé de construire une arche, de prendre avec lui sa femme, ses fils, Sem, Cham et Japhet, et les femmes de ses fils ainsi que des espèces animales et végétales dont des ceps de vigne (1). C'est en Arménie au Mont Ararat (aujourd'hui en territoire turc) que l'Arche de Noé se serait posée : « Noé le cultivateur commença à planter la vigne » (2). On peut rapprocher cet épisode biblique aux découvertes en 2010 d'une activité viticole en Arménie... Et laisser le vin nous faire voyager entre mythe et réalité.

Le vin devient le symbole du renouveau après le déluge et de la réconciliation avec Dieu, tout comme il était considéré comme un moyen de communiquer avec les dieux à travers la vénération d'Osiris ou Dionysos.

Premier vigneron, mais également premier ivrogne (3), Noé abusa du vin et se retrouva nu sous sa tente. Cham, son fils, vit la « nudité de son père ». Noé se « réveilla de son vin » et apprit ce que Cham avait fait. C'est Canaan, fils de Cham et petit-fils de Noé qui fut maudit et condamné à être le serviteur de ses frères. Quand le grand-père est saoul, c'est le petit-fils qui trinque ! De quelle nudité parle-t-on ? Plusieurs interprétations sont possibles. Nous retiendrons celle qui associe la nudité du père à celle de l'épouse du père : « Tu ne découvriras point la nudité de la femme de ton père. C'est la nudité de ton père. » (4) Ce serait donc la nudité de la mère qui était en jeu. De cet affront naîtra le peuple du pays de Canaan qui sera considéré comme des descendants du fils maudit de Cham.

Dans la Genèse (5), un autre récit fait écho à l'ivresse et à ses conséquences. Les villes de Sodome et Gomorrhe firent l'objet du courroux divin car les habitants se livraient à des pratiques immorales. Lot, le neveu d'Abraham, fut autorisé à quitter la ville avant sa destruction, mais avec la consigne de ne jamais se retourner. Sa femme désobéit, se retourna et fut transformée en statue de sel. Réfugiées dans une grotte pourvue de vin par Dieu, les deux filles de Lot, inquiètes de ne pas trouver d'hommes, le font boire pour coucher avec leur propre père et donnent naissance aux Moabites et aux Ammonites, peuples voisins d'Israël. Le vin n'est donc pas un péché pour Dieu qui en a mis à disposition dans la grotte. Ce n'est pas l'ivresse qui a provoqué ces dérives sexuelles, il n'est qu'une opportunité saisie par ces filles pour commettre le péché en profitant des effets soporifiques du vin.

Certes il est souligné dans ces deux récits le lien entre ivresse et péché, entre ivresse et interdit. Mais ces récits ne sont pas des réquisitoires contre le vin. Ils expliquent l'origine des peuples voisins d'Israël, les Cananéens, les Moabites et les Ammonites considérés comme n'étant pas l'égal d'Israël (Terre promise de Moïse) car ce sont des peuples dont l'histoire porte le sceau du péché. (6)

D'autres récits non canoniques relatent un autre épisode de l'ivresse de Noé. Lucifer proposa à Noé son aide pour planter sa vigne après le déluge. Comme il en était coutume pour honorer Dieu et s'attirer sa clémence, le labeur commença par un sacrifice consistant à immoler un mouton, un lion, un singe et un cochon. Dès lors, Noé s'enivra du fruit de sa plantation et face à la surprise qu'il ressentit suite aux effets du vin, Satan expliqua : « Au premier verre de vin, l'homme deviendra doux et humble comme un mouton, au second, il se sentira fort comme un lion et ne cessera de s'en vanter, au troisième il imitera le singe, dansant tout en disant des sottises, au quatrième, il se vautrera tel un cochon dans la fange et les immondices ». (7)

> Dans la Bible, le vin est donc présenté autant comme un don que comme une malédiction... Une malédiction quand le breuvage conduit à l'ivresse, qui elle seule est un péché.

Adam et Ève sont bannis du paradis pour avoir goûté au fruit défendu, le fruit ne pourrait-il pas être le raisin ? Dans un chapiteau de colonne de la basilique Sainte-Marie-Madeleine de Vézelay, on voit Ève cueillir une grappe de raisin...

Dans le livre des Proverbes, la modération et l'excès se répondent : « Le vin bu modérément est la joie du cœur et de l'âme » ; « Le vin bu jusqu'à l'ivresse découvre le cœur des superbes » ; « Le vin bu avec sobriété est une seconde vie » ; « Le vin bu avec excès est l'amertume de l'âme » ; « Le vin est moqueur, les boissons fortes sont tumultueuses ; Quiconque en fait excès n'est pas sage ».

Dans les religions de l'Antiquité, le vin est un instrument cérémoniel, la libation est un rituel religieux : on renverse sur le sol ou sur un autel du vin, du lait ou de l'huile en offrande à un Dieu. On retrouve la fonction cultuelle du vin dans le Lévitique « Vous y joindrez une offrande de deux dixièmes de fleur de farine pétrie à l'huile, comme offrande consumée par le feu, d'une agréable odeur à l'Éternel ; et vous ferez une libation d'un quart de hin [soit 0,91 litre] de vin. » (8)

Le vin a une place de choix dans la célébration des fêtes juives. Le Shabbat commence le vendredi soir jusqu'au samedi soir, c'est un temps de repos et de culte en mémoire du 7e jour de la création du monde. Le repas du vendredi soir et du samedi midi commence par le Kiddouch, il s'agit d'une bénédiction prononcée sur une coupe de vin. Celui qui officie boit dans la coupe et invite les convives à l'imiter. Pour la fin du Shabbat, qui fête le premier jour de la semaine, le rite est celui de la Havdalah. Là aussi la coupe de vin est présente après les bénédictions, le père boit et renverse un peu de vin pour éteindre la bougie.

Le vin est également présent lors des fêtes religieuses. Le jour de Kippour, fête de la réconciliation avec Dieu, le vin est consommé après le jeûne de 24 heures.

Lors de la fête de Pessah, la pâque juive, où l'on célèbre l'exode d'Égypte, on vide à quatre reprises sa coupe de vin lors du repas. Il s'agit de rappeler la délivrance du peuple hébreu mentionnée dans Exode 6.6-7: « C'est pourquoi dis aux enfants d'Israël: Je suis l'Éternel, je vous affranchirai des travaux dont vous chargent les Égyptiens, je vous délivrerai de leur servitude, et je vous sauverai à bras étendu et par de grands jugements. Je vous prendrai pour mon peuple, je serai votre Dieu, et vous saurez que c'est moi, l'Éternel, votre Dieu, qui vous affranchis des travaux dont vous chargent les Égyptiens. »

« Je vous ferai sortir... Je vous sauverai... Je vous délivrerai... Je vous prendrai comme peuple... » Ce sont ces quatre actes de délivrance qui sont célébrés par les quatre coupes de vin.

> Le vin a donc un caractère sacré, il est un don de Dieu et est présent dans la célébration religieuse, mais aussi dans les évènements de la vie.

Lors de la circoncision du nouveau-né, des bénédictions sont récitées sous une coupe de vin. Dans le temps, le pansement était imbibé d'huile et de vin. La cérémonie du mariage est accompagnée de deux coupes de vin bues par les mariés. Dans le Talmud et le traitement de la condamnation à mort, les femmes de Jérusalem donnaient au condamné à mort une coupe de vin... Voyons là une rédemption par le vin, ou la promesse d'une mort plus douce... (9)

> Dans la liturgie chrétienne, le vin est sacré, il est le sang de Dieu. Le vin devient le symbole de la résurrection du Christ et de la vie éternelle à l'image de la vigne qui meurt en hiver et reprend vie au printemps.

Jésus-Christ, dans l'Évangile, se présente devant ses disciples peu avant sa mort: « Moi, je suis la vraie vigne, et mon Père est le vigneron ». (10) Il est comme le cep qui nourrit ses sarments. Les sarments sont ceux qui croient en lui, qui sont une continuité de lui: « Moi, je suis la vigne, et vous, les sarments. Celui qui demeure en moi et en qui je demeure, celui-là porte beaucoup de fruit, car, en dehors de moi, vous ne pouvez rien faire ». (11)

Ainsi il s'associe à la vigne comme les dieux antiques Dionysos-Bacchus ou encore Osiris avec un même destin de résurrection.

Dans la vie de Jésus, les festins associés aux fêtes religieuses comportent du vin, mais jamais il n'est question d'un excès de la part du fils de Dieu, là s'arrête donc la comparaison avec Bacchus et les bacchanales... Jésus n'ayant jamais été représenté le nez rouge sur un tonneau...

Jésus met en garde: « Prenez garde à vous-mêmes, de crainte que vos cœurs ne s'appesantissent par les excès du manger et du boire, et par les soucis de la vie, et que ce jour ne vienne sur vous à l'improviste. » (12) L'excès inverse, c'est-à-dire l'abstinence totale, provoque néanmoins la suspicion: « Car Jean est venu, ne mangeant ni ne buvant, et ils disent: Il a un démon... » (13)

D'ailleurs, lors de représentations sociales ou de fêtes familiales, qui n'a jamais associé une jeune femme refusant un verre de vin à un heureux évènement? Comme si cela était la seule raison de ne pas boire du vin... Ou qui n'a jamais entendu cette question sur un ton étonné « Tu ne bois pas ? »

Le vin est présent au début de l'évangélisation et au moment de la Cène, il accompagne la naissance de Jésus en tant qu'évangélisateur et sa mort terrestre. En effet, les noces de Cana relatent le premier miracle de Jésus qui change l'eau en vin trois jours après son baptême par Jean le Baptiste :

« Trois jours après, il y eut des noces à Cana en Galilée. La mère de Jésus était là, et Jésus fut aussi invité aux noces avec ses disciples.

Le vin ayant manqué, la mère de Jésus lui dit : Ils n'ont plus de vin.

Jésus lui répondit : Femme, qu'y a-t-il entre moi et toi ? Mon heure n'est pas encore venue.

Sa mère dit aux serviteurs : Faites ce qu'il vous dira.

Or, il y avait là six vases de pierre, destinés aux purifications des Juifs, et contenant chacun deux ou trois mesures.

Jésus leur dit : Remplissez d'eau ces vases. Et ils les remplirent jusqu'au bord.

Puisez maintenant, leur dit-il, et portez-en à l'ordonnateur du repas. Et ils en portèrent.

Quand l'ordonnateur du repas eut goûté l'eau changée en vin, – ne sachant d'où venait ce vin, tandis que les serviteurs, qui avaient puisé l'eau, le savaient bien, – il appela l'époux,

et lui dit : Tout homme sert d'abord le bon vin, puis le moins bon après qu'on s'est enivré ; toi, tu as gardé le bon vin jusqu'à présent.

Tel fut, à Cana en Galilée, le premier des miracles que fit Jésus. Il manifesta sa gloire, et ses disciples crurent en lui. » (14)

> L'abondance du vin n'est pas une ode à l'ivresse, l'abondance est le symbole des dons que Dieu fait aux hommes. Jésus se présente publiquement comme le fils de Dieu, l'annonciateur de l'Évangile par le vin, symbole de la joie.
> Ce n'est pas sans rappeler que dans l'Ancien Testament, Moïse, guidé par l'Éternel, change l'eau du Nil

> en sang pour libérer le peuple hébreu de l'Égypte de Pharaon. (15)
> Le geste de Jésus est de libérer les âmes de ceux qui croient en lui.

L'évangélisation commence donc lors des noces de Cana à travers le vin et l'on retrouve le nectar lors du dernier repas du Christ. La symbolique du vin atteint son paroxysme pour devenir le sang du Christ la veille de sa crucifixion. Cela est repris dans la liturgie chrétienne à travers l'Eucharistie, le plus central de tous les rites chrétiens.

La messe et la communion sont le rappel de la Cène où Jésus consacra le pain et le vin. « Pendant qu'ils mangeaient, Jésus prit du pain ; et, après avoir rendu grâce, il le rompit, et le leur donna, en disant : Prenez, ceci est mon corps. Il prit ensuite une coupe ; et, après avoir rendu grâce, il la leur donna, et ils en burent tous. Et il leur dit : Ceci est mon sang, le sang de l'alliance, qui est répandu pour plusieurs. » (16)

Et hors de question pour certains ministres du culte d'associer cette action de grâce à n'importe quelle piquette. Le cardinal de Bernis (1715-1794), ami et confident de Madame de Pompadour, n'utilisait que du Meursault premier cru comme vin de messe : « Je ne veux pas que mon créateur me voie faire la grimace au moment de la communion. » (17)

Le vin est choisi pour véhiculer le pardon des péchés des hommes. Dans les religions antiques, cela se faisait par la libation de vin lors d'offrandes sacrificielles ou la mise en place de jarre dans les tombes pour le dernier voyage, comme au temps des pharaons.

Dans le Nouveau Testament, le pardon des hommes passe par le sacrifice de Jésus-Christ dont le sang va couler, sang symbolisé par le vin. Le pardon et le vin étant intimement et divinement liés.

« Ceci est mon sang, par lequel est scellée l'alliance. Il va être versé pour beaucoup d'hommes, afin que leurs péchés soient pardonnés. » (18)

> Saint Augustin rappelle que le Seigneur réitère le miracle des noces de Cana tous les ans à travers la vigne qui donne son vin à l'Homme. Il lui attribue par là même un caractère miraculeux et sacré. Elle renaît par la main de Dieu, «Or nous n'admirons pas ce miracle, parce qu'il le fait tous les ans.» (19)

Les agapes, repas religieux de la communauté chrétienne célébrant la Cène et le message d'amour et de fraternité du Christ, étaient des repas où le vin avait une place de choix. Ces agapes étaient parfois prolongées par la célébration de l'Eucharistie. Mais les excès de vin par certains conduiront Paul à vouloir bien distinguer le repas à proprement parler de l'Eucharistie, pour ne pas associer ce rite à des beuveries. S'il condamne l'ivresse, il en reconnaît néanmoins ses bienfaits: «Cesse de ne boire que de l'eau, prends un peu de vin à cause de ton estomac et de tes fréquents malaises» dit-il à Timothée, son disciple. (20)

Pour les chrétiens, le vin a donc une importance dans les rites et dans les fêtes. Que ce soit pour le baptême, la communion, le mariage ou les funérailles, le vin est présent autant dans le rite que dans le repas qui le suit. Dès sa naissance et jusqu'au milieu du XXe siècle, on arrose le nouveau-né de vin et d'eau-de-vie. (21)

À Noël, on faisait crépiter la bougie sur la bûche par des jets d'huile et de vin et selon le nombre d'étincelles on en déduisait la quantité de blé et de vin que l'on pouvait espérer dans l'année. (22)

Lors du repas de baptême, si c'était un garçon, on lui donnait une goutte de vin, une pratique évidemment désuète aujourd'hui qui n'était pas à cautionner... Pourquoi qu'aux petits garçons? (23)

Religion et vin sont liés également par l'action des moines du Moyen Âge qui ont eu un rôle prédominant dans le développement de la culture de la vigne. La vigne et le vin faisaient partie de leur quotidien. C'est véritablement au Ve siècle que la viticulture monastique prend son essor. Les moines notamment bourguignons ont récupéré, après la chute de l'Empire romain vers 476, des premières vignes plantées par les Romains, nous explique Jacky Rigaux (24).

Des coteaux ont également été donnés par les seigneurs aux moines, car difficilement accessibles pour d'autres cultures. Le prestigieux Clos Vougeot a été cédé à l'Abbaye de Cîteaux. Le chablis était un vignoble de l'Abbaye de Pontigny... pour ne citer qu'eux par esprit de chauvinisme bourguignon.

Saint Benoît de Nursie (480-547) est le fondateur de l'ordre monastique des Bénédictins. Au VIe siècle il quitte sa vie étudiante à Rome à la recherche de Dieu et s'installe avec quelques disciples sur le Mont Cassin en Italie. Il établit sa règle monastique, *La règle de Saint Benoît*. Cette dernière va être adoptée par un nombre croissant de monastères en Occident. D'ailleurs, jusqu'au Xe siècle, les moines d'Occident seront tous bénédictins. (25) Cette règle avait pour objectif de donner des repères journaliers, un cadre à la vie des moines : règles concernant la liturgie, les repas, le travail... Elle ne se voulait pas drastique comme on pourrait l'imaginer et on y décèle une forte volonté démocratique – l'abbé était élu par ses moines –, et une bienveillance... C'est la bienveillance de la règle 40 qui nous intéresse ici !

Dans sa règle 40, saint Benoît inclut le vin tout en prohibant l'ivresse et en fixant une limite : une hémine par jour, soit 270 ml, ce qui correspond à trois verres quotidiens. Il n'incitait pas les moines abstinents, mais précisait que les gros moines pouvaient certainement en prendre un peu plus. La quantité pouvait également varier en fonction de la pénibilité du travail effectué ou des saisons. Le vin rouge était la seule source d'antioxydants pour l'hiver, les conserves et la congélation n'existant pas.

Voici la règle du chapitre 40 : LA MESURE DE LA BOISSON

1 Chacun « a reçu de Dieu son don particulier : l'un celui-ci, l'autre celui-là. » (1 Corinthiens 7,7)

2 Aussi avons-nous quelque scrupule à régler l'alimentation d'autrui.

3 Toutefois, ayant égard au tempérament des faibles, nous pensons qu'une « hémine » de vin par jour suffit à chacun.
4 Ceux à qui Dieu donne la grâce de s'en abstenir sauront qu'ils recevront une grâce particulière.
5 Si la situation du lieu, ou le travail, ou l'ardeur de l'été demandent davantage, le supérieur en décidera ; mais il veillera en tout à ce qu'on ne tombe ni dans la satiété ni dans l'ivresse.
6 Nous lisons, il est vrai, que le vin ne convient aucunement aux moines. Mais comme on ne peut le persuader aux moines de notre temps, accordons-nous du moins de ne pas boire jusqu'à satiété, mais avec sobriété :
7 parce que « le vin fait apostasier même les sages. » (Ecclésiaste 19,2)
8 Si la pauvreté du lieu est telle qu'on ne puisse se procurer cette mesure de vin, mais beaucoup moins ou rien du tout, ceux qui y demeurent béniront Dieu et ne se plaindront point.
9 C'est l'avertissement que nous donnons avant tout : qu'ils s'abstiennent de murmurer.

Vers les VIIe et VIIIe siècles, les monastères sont de véritables entreprises commerciales. Par exemple, l'abbaye de Saint-Germain-des-Prés, avec ses 400 hectares de vignes, exporte du vin en Angleterre et en Europe du Nord. La vie quotidienne des moines devient de plus en plus opulente.

En 910, la Bourgogne voit surgir une des plus célèbres abbayes bénédictines, qui donne naissance à l'ordre du même nom : Cluny. L'abbaye a été fondée pour revenir à un mode de vie plus sain basé sur le travail mais en éloignant le profit. En effet, l'argent provenant du commerce du vin ne servait pas qu'à aider les démunis, il éloignait les moines de leur vœu de pauvreté.

Au XIe siècle, l'Abbaye de Cluny recevait des milliers de personnes chaque jour. Il faut du vin pour la célébration de la messe, mais également pour satisfaire le public. Les moines de Cluny finirent également par tomber dans le piège de la profusion. (26)

En 1098, toujours en Bourgogne, Cîteaux, fondé par Robert de Molesme, marque la création de l'ordre cistercien avec une volonté de se rapprocher davantage de la règle de saint Benoît et trancher avec le faste de l'Abbaye de Cluny. L'abbaye est rejointe par Bernard de Fontaine en 1112, futur Bernard de Clairvaux, abbé de l'Abbaye de Clairvaux qu'il fonda. L'ordre cistercien va s'étendre dans toute l'Europe. Par leur rigueur et parce qu'ils vivent une vie de labeur, ils acquièrent de solides compétences dans la culture viticole.

La notion de climat de Bourgogne et de parcelles est attribuée aux moines cisterciens. Ce terme désigne une parcelle de vigne délimitée par l'homme. Selon le sol et l'exposition, le vin acquiert ses propres caractéristiques identifiables par les gourmets, chaque vin ayant son message gustatif. Les gourmets étaient des dégustateurs professionnels œuvrant du XIIe jusqu'au XIXe siècle. Ils avaient pour mission de s'assurer que la provenance des vins était bien celle inscrite sur le tonneau. (24)

Les Climats du vignoble de Bourgogne ont été inscrits au patrimoine de l'Unesco le 4 juillet 2015. La légende veut même que les moines goûtaient la terre pour évaluer son potentiel !

Les abbayes étaient des haltes pour les voyageurs, c'était l'occasion de se repentir tout en dégustant de bons vins, d'autant plus qu'à l'époque les voyages étaient longs. Hospitalité et convivialité en échange de dons d'usage pour les plus aisés... Peut-être existait-il une règle de proportionnalité entre la générosité et la quantité des vins servis !

Vers la fin du Moyen Âge, la règle de saint Benoît devient un lointain souvenir. Les règles étant toujours plus faciles à imposer qu'à se les appliquer à soi-même. Une anecdote truculente nous en offre une belle illustration. Jusqu'au XIIIe siècle, il est dit que le jus de la vigne est responsable des trop longues délibérations pour les désignations des nouveaux papes. N'est-il pas toujours agréable de prolonger les discussions autour d'un bon verre de vin ? En 1268, le pape Clément IV décède et il revient aux cardinaux la lourde tâche de sa succession. Excédés par les trois années écoulées sans consensus, les habitants de Viterbe en Italie décident de les enfermer en ne leur laissant que du pain et de l'eau et ôtèrent le toit du bâtiment pour faire descendre sur eux l'Esprit divin. Privés de jus de presse, les cardinaux furent-ils eux-mêmes pressés d'en finir? Effectivement, l'effet fut immédiat: Theobaldo Visconti devint Grégoire X. (27)

Le vin avait donc un rôle essentiel dans la vie ecclésiastique, monastique, il était l'incarnation du travail, de l'hospitalité. Il a une place de choix dans la liturgie et continue d'être un instrument de célébration des fêtes juives et chrétiennes.

On retrouve également le soin par le vin dans la Bible:

Un Juif pieux demande à Jésus: «qui est mon prochain?» Jésus répondit en lui faisant le récit du bon samaritain:

«Un homme qui allait de Jérusalem à Jéricho tombe au milieu des brigands qui le dépouillent et le laissent à demi mort. Un prêtre puis un lévite passent sans s'arrêter.

Mais un Samaritain, qui était en voyage, arriva près de lui, le vit et fut pris de pitié. Il s'approcha, banda ses plaies, y versant de l'huile et du vin, puis le chargea sur sa propre monture, le mena à l'hôtellerie et prit soin de lui [...]»

«Lequel de ces trois, à ton avis, s'est montré le prochain de l'homme tombé aux mains des brigands?» Il dit «Celui-là qui a exercé la miséricorde envers lui.» Et Jésus lui dit: «Va, et toi aussi, fais de même.» (28)

Au XVIIe siècle, dans la *Pharmacopée Royale Galénique et Chymique* de Moyse Charas, pharmacien français, on retrouve la recette du Baume du Samaritain, médicament divin inspiré des Évangiles. Cette préparation était à base d'un mélange à parties égales d'huile et de «bon» vin à faire cuire à petit feu dans un pot de terre.

Dans les pages de la *Pharmacopée universelle* parue en 1798, Nicolas Lemery, chimiste et apothicaire, indique que le vin «nettoie et consolide les plaies» et ajoute qu'«il fortifie les nerfs, il résout les catarrhes». (29)

En 1714, le moine bénédictin Dom Nicolas Alexandre, dans *La médecine et la chirurgie des pauvres* vante une utilisation interne du baume du samaritain en y ajoutant du sucre pour, entre autres, soulager les ulcères à l'estomac. Remède déjà prescrit par Paul à Timothée qui lui se contentait de prescrire juste le vin ! (30)

> Notre vin divin devient médecin par le pouvoir guérisseur d'un remède connu depuis la nuit des temps…

Bibliographie

1. Genèse 6, 11-22

2. Genèse 9, 20

3. Genèse 9, 20-27

4. Lévitique 18, 8

5. Genèse 19, 30-38

6. Olivier Bauer, *Esprit du Vin, Esprit Divin*, Édition Labor et Fides 2020, 201 p, pages 63-64

7. Michel Bouvier, *Le vin, c'est toute une histoire*, Paris, Jean-Paul Rocher Éditeur, 2009, 180 p, pages 14-15.

8. Lévitique 23, 13

9. Georges Ferré, *L'Âme du vin. Symbolique et spiritualité dans les trois religions,* Paris, Dervy, 2012, 264p, p. 68-78

10. Évangile selon Saint Jean 15, 1

11. Évangile selon Saint Jean 15, 5

12. Évangile selon Saint Luc 21, 34-36.

13. Évangile selon Saint Matthieu 11, 18-19

14. Évangile selon Saint Jean 2, 1-11

15. Exode 7, 14-25

16. Évangile selon Saint Marc 14, 22-24

17. Bernard Pivot, *Dictionnaire amoureux du vin,* Paris, Plon 2006, 486p, pages 272-273

18. Évangile selon Saint Matthieu 26, 28

19. Étienne Gaudron, *Instructions sur tous les mystères de Notre Seigneur Jésus-Christ et pour les festes de la sainte Vierge qui y ont rapport*, tome second, Chez Florentin Delaulne, 1719, 618 p, page 263

20. Georges Ferré, *L'Âme du vin. Symbolique et spiritualité dans les trois religions,* Paris, Dervy, 2012, 264p, p. 105-108

21. Georges Ferré, *L'Âme du vin. Symbolique et spiritualité dans les trois religions,* Paris, Dervy, 2012, 264p, p. 140.

22. Gilbert Garrier, *Histoire sociale et cultuelle du vin*, Paris, Bordas, 1996, 366p, p. 239

23. Arnold Van Gennep, *Le folklore français : du berceau à la tombe, cycles de carnaval, de carême et de Pâques*, tome 1, Paris, Robert Laffont, collection Bouquins, 1999, p. 140

24. Jacky Rigaux, *Le Monde du vin aujourd'hui,* Terres en vues, 2021, 157 p

25. Guy-Marie Oury, *Les Moines*, Desclée, 1987, 199p, p. 134.

26. Général Marc Paitier, *Les vignerons du ciel - Les moines et le vin*, Mareuil, 2021, 191 p

27. Georges Ferré, *L'Âme du vin. Symbolique et spiritualité dans les trois religions,* Paris, Dervy, 2012, 264p, p. 131-133

28. Évangile selon Luc 10, 29-37

29. Corinne Pezard, *Tout savoir sur les vertus du vin*, Favre, 2000, 127 pages, page 57

30. Olivier Lafont, « Le baume du Samaritain : un médicament évangélique », *Revue d'histoire de la pharmacie*, Tome LX, N° 374, 2012, page 202-205

5.
LE VIN MÉDECIN

Les plus anciennes allusions des vertus du vin dans la médecine remonteraient à l'Égypte ancienne où il était utilisé comme antalgique associé à l'opium et à la plante sédative stramoine (1), de son nom latin *Datura stramonium* que l'on entend parfois dans les séries criminelles car toxique quand elle est entre de mauvaises mains. On retrouve l'usage de l'alcool dans le papyrus Ebers, l'une des plus anciennes listes de recettes médicinales de l'Égypte antique datée du XVIe siècle av. J.-C.

Dans la culture grecque, l'alcool était utilisé à des fins spirituelles pour entrer en contact avec le divin. Le vin était également utilisé dans le traitement des plaies, technique que l'on retrouvera chez Galien, dans les soins apportés aux gladiateurs en 157 quand il sera nommé comme leur médecin officiel.

Comme nous l'avons évoqué précédemment, en Égypte ancienne, le vin était initialement réservé au pharaon et à son cercle intime, le pharaon emportant des jarres de vin pour son voyage vers l'au-delà comme gage d'immortalité. Il semble que cette approche soit différente chez les Grecs. Dans *Le Banquet* de Platon (2), le personnage d'Alcibiade fait l'éloge de la sagesse et de la sobriété au sens large alors même qu'il est ivre, sans que cela n'impacte la qualité de ses interventions et son aura. Précisons que le banquet chez les Grecs était scindé en deux parties : la première partie où l'on mangeait et la deuxième partie, appelée « symposion », qui était un rituel dédié à la boisson et à la discussion. Il faut dire que la consommation du vin chez les Grecs fait partie intégrante du culte religieux à travers les dionysies. Il y a cette idée que l'ivresse permet de se rapprocher du divin et donc de la vérité (*in vino veritas*, « dans le vin est la vérité » écrit Platon). (3)

Platon excuserait-il cependant l'ivresse ? L'ambivalence du vin trouve ses limites dans la manière de le consommer, « Le vin est le lait des vieillards » écrit-il. Dans ses *Dialogues*, il semble prôner la modération et non l'interdiction, car le vin est vertueux. Du vin, oui, mais pas pour n'importe qui, pas dans n'importe quelle quantité, ni pour soigner n'importe quoi. On retrouve là les enseignements des médecins antiques, Hippocrate puis Galien, son digne successeur. En effet, dans cet ouvrage, Platon écrit : « Les jeunes gens doivent éviter complètement l'ivresse et s'abstenir de boire du vin en grande quantité... Mais, à l'âge de quarante ans, lorsqu'on assiste aux banquets, on peut non seulement invoquer les dieux, mais aussi appeler Dionysos aux cérémonies et aux jeux des hommes âgés, jeux que Dionysos a donnés au genre humain comme un secours contre la vieillesse chagrine pour que ce fût un remède contre la douleur et qu'il fît oublier la morosité. Le vin adoucit la rudesse de l'âme et la rend plus aisée à façonner, semblable au feu qui ramollit le fer. » On retrouve ici l'idée du vin offert à l'homme par les dieux.

Toujours dans *Le Banquet*, on retrouve une condamnation claire de l'excès de la part du médecin : « Pour moi, dit le médecin Eryximaque, lorsqu'il s'agit de déterminer la quantité de coupes que devront boire les convives, s'il est une évidence que la médecine m'ait donné de voir, c'est que l'ivresse est mauvaise pour les hommes. » (5) Si le médecin ne sait définir la quantité de coupes qui seront bues, le symposiarque s'en charge. En effet, dans la seconde partie du banquet (« le symposion »), l'assemblée élit un « symposiarque » ou « roi du banquet ». En grec *sumposion* signifie « boire ensemble ». Il lui revient la lourde mais précieuse tâche de déterminer le dosage du mélange vin-eau à réaliser ainsi que le nombre de coupes servies à chacun... Le symposiarque devait certainement avoir beaucoup d'amis... ! Il avait surtout un rôle à jouer dans la qualité des échanges et des discours, car c'est la parole que le vin devait libérer, pas une logorrhée inaudible due à l'ivresse.

Aristote (384-322 av. J.-C.), philosophe et savant grec, est un disciple de Platon. Lui aussi a écrit sur les bienfaits du vin mais on retrouve encore une fois la préconisation « Pas n'importe quel vin à n'importe qui ». Ici il s'adresse aux enfants et aux nourrices :

« Voilà aussi pourquoi le vin ne vaut rien aux enfants, non plus qu'à leurs nourrices. [...] Il faut que les enfants boivent le vin trempé de beaucoup d'eau et en petites quantités, parce que le vin est spiritueux, et surtout le vin de couleur foncée. » (6)

Quel était le point de vue d'Hippocrate de Cos (460-377 av. J.-C.) sur l'usage du vin ? Ce dernier connaît, grâce au père de la médecine moderne, une véritable consécration thérapeutique. « Le vin et le miel sont merveilleusement adaptés à l'homme si, en santé comme en maladie, vous l'administrez avec à propos et juste mesure, suivant les constitutions individuelles. » (7)

Le Corpus hippocratique est une soixantaine de traités de médecine attribués à Hippocrate ou tout du moins à ses élèves et disciples. Le document le plus emblématique est le serment d'Hippocrate, relatant les principes déontologiques, moraux et éthiques devant lesquels les médecins doivent faire allégeance.

Le traité *De la maladie sacrée* est aussi un texte emblématique dans l'histoire des idées, car c'est le premier texte où une médecine rationnelle s'affranchit de considérations religieuses ou magiques. (8) La cause n'est plus divine et le remède n'est plus magique. On lui doit l'établissement de diagnostics fondés sur l'observation de signes cliniques.

On connaît également Hippocrate à travers cette anecdote qui le lie à Démocrite, philosophe grec indissociable de son rire presque pathologique. Il est considéré comme fou par ses compatriotes car il rit de tout, isolé du monde. À tel point qu'ils finirent par solliciter Hippocrate pour le soigner. (9) Le philosophe commença un discours sage et éclairé sur les bizarreries du genre humain. Atteignant le paroxysme de l'art de la rhétorique, il démontra que rien n'est plus comique ni plus risible que la vie et que la prétendue sagesse des hommes. Hippocrate déclara que Démocrite était sage et que ce sont les hommes qui étaient fous ! Le rire de Démocrite était un rire de résistance pour éviter la colère contre la bêtise des hommes.

La thérapeutique hippocratique repose sur quatre principes :

- Le « *primum nihil nocere* », signifie que dans sa quête pour guérir le mal, le médecin ne doit pas en causer.
- Les « *pharmaka* », c'est-à-dire les médicaments, ont les qualités des humeurs auxquelles ils s'adressent : chaud, froid, sec, humide. Les médicaments ou le soin doivent évacuer la substance, l'humeur, par la suppuration ou par la saignée. On traite le mal par son contraire. Un patient froid, qui abonde en lymphe (humeur froide) sera traité par des remèdes échauffants ; a contrario, un malade qui a trop de sang (humeur chaude) bénéficiera de rafraîchissants. Il s'agit là de la théorie des contraires que l'on retrouvera dans l'usage du vin selon Galien.
- La « *mesure et la modération* » sont essentielles et l'on retrouvera également cet enseignement dans la consommation et l'utilisation du vin dans le soin.
- Enfin, « *chaque chose en son temps* », cela signifie qu'il faut traiter la maladie au bon moment. (10)

Nous développerons les prescriptions d'Hippocrate lorsque nous nous intéresserons à Galien, son digne successeur tant leur idée du vin est similaire.

Nous devons à Pédianus Dioscoride (vers 25-90 ap. J.-C.), médecin, botaniste et pharmacologue grec, *De materia medica*, une œuvre compilant une source inouïe de remèdes de natures végétale, animale ou minérale. Il décrivit ainsi l'utilisation médicinale de plus de 800 substances. Parmi ses remèdes, nous retrouvons notre breuvage. Il en préconise en usage interne contre la ciguë ou encore contre les piqûres ou morsures qui refroidissent le corps, conformément au principe de la « *pharmaka* ». (11)

On retrouve également chez Dioscoride l'usage externe du vin préconisé par Hippocrate : « Les vins vieux et doux sont bons pour les plaies et les inflammations, en application dans de la laine grasse.» (12)

Pline l'Ancien, écrivain et naturaliste romain né en 23 ap. J.-C., nous offre une large palette d'utilisation du vin. Il décède en 79 lors de l'éruption du Vésuve, sa mort est relatée par son neveu Pline le Jeune à Tacite, son ami dans une correspondance. Alors que tout le monde cherchait à fuir, lui chercha à s'en approcher, il fut victime de sa soif d'apprendre et de sa curiosité. C'est de cette même curiosité que naîtra son œuvre de trente-sept livres qui constitue une des plus riches et précieuses sources de connaissances sur l'Antiquité: *Histoire Naturelle.*

Dans son ouvrage, il préconise des applications médicinales du vin mais aussi du sarment (13), des feuilles de vigne (14) et des pépins de raisin. (15) Il fustige la multiplicité des ingrédients de la thériaque très en vogue à travers les siècles (16) qu'il considérait comme une «[...] vaine ostentation de science, et un charlatanisme monstrueux». (17)

Pline l'Ancien, comme Hippocrate avant lui, préconise la modération «[...] que si rien n'est plus utile pour fortifier le corps, il n'est pas non plus de plaisir plus fatal si on ne sait se garder de l'excès». (18)

Le vin a de multiples vertus «[...] le vin entretient les forces, le sang, le teint [...] Un peu de vin fait du bien aux nerfs, trop de vin leur fait du mal; de même pour les yeux. Il recrée l'estomac, il excite l'appétit, il amortit le chagrin et les soucis; il est diurétique; il réchauffe; il procure le sommeil». (19)

Il qualifie le vin de «ressource unique dans les maladies cardiaques». Il confirmait les enseignements d'Hippocrate du vin comme remède, mais selon la constitution de chacun «plus facilement à un homme qu'à une femme, à un vieillard qu'à un jeune homme, à un jeune homme qu'à un enfant, pendant l'hiver que pendant l'été, aux personnes habituées qu'à celles qui ne le sont pas». (20)

Du vin oui, mais pas n'importe quel vin: «le vin de Setia, active la digestion; le Surrente a plus de force, l'Albe plus d'astringence; le Falerne est moins capiteux». (21)

Les vins de Campanie semblent avoir la cote. Les Grecs avaient donné le nom d'Œnotrie à cette région d'Italie méridionale renvoyant à la racine grecque du mot vin *oinos*. Pline l'Ancien relate que « Les vins de Campanie qui ont le moins de corps sont la boisson la plus saine pour les gens comme il faut ; pour les gens du peuple, le plus salutaire est celui qui leur plaît le mieux. » (22) « Celui qui leur plaît le mieux »... Pline l'Ancien avait l'intelligence d'une médecine par la considération du patient et non uniquement par le remède en prenant en compte l'aspect psychologique dans la guérison. Le remède associé au plaisir était forcément plus efficace !

Galien de Pergame (129-216 ap. J.-C.) est né à Pergame en Asie Mineure. C'est un médecin grec de l'Antiquité considéré avec Hippocrate comme un des principaux fondateurs des bases de la médecine.

Après l'incendie d'une partie de ses manuscrits dont il ne possédait pas de double en 192 à Rome, il écrivit *Ne pas se chagriner* (*De indolentia*). Il entreprit la réécriture de ses ouvrages grâce à une force d'esprit et une détermination sans doute liées aux préceptes de son père qui lui apprit à décorréler le chagrin du matériel.

Galien voyage à Smyrne, Corinthe et Alexandrie entre 19 et 28 ans. Alexandrie est à l'époque un lieu de référence en matière de médecine occidentale. Des dissections humaines avaient été pratiquées dès le IVe siècle av. J.-C. (23)

En 157, il est nommé médecin des gladiateurs à Pergame et se vante d'exceller dans cette mission, « Aucun des blessés dont j'avais la charge ne mourut, sauf deux, alors que seize étaient décédés sous mes prédécesseurs ». Il y complète également ses connaissances en matières anatomique et diététique. Il faut en effet savoir que les gladiateurs étaient principalement végétariens, ils se nourrissaient de céréales, surtout du blé et de l'orge, sans viande. En tout cas cela est vrai pour ceux de la ville d'Éphèse, province romaine d'Asie, aujourd'hui en Turquie. Ces hommes vivaient au IIe ou au IIIe siècle ap. J.-C. et ce sont leurs ossements exhumés qui ont parlé ! (24)

De retour à Rome, il se lie avec Eudème, un philosophe, qui lui fait intégrer l'élite de la société. La qualité de ses remèdes et le succès de ses démonstrations publiques remontent jusqu'aux oreilles de l'empereur Marc Aurèle, qui devient son patient. (25)

En campagne contre les Germains, les empereurs Lucius Verus et Marc Aurèle le sollicitent pour les suivre et soigner une épidémie de variole. Probablement peu emballé par cette idée, il décline par une excuse divine : Asclépios, dieu grec de la médecine et de la guérison, le lui a interdit. Le culte des dieux ayant, à l'époque, quelques avantages pour se soustraire à des situations inconfortables... Il s'occupera en contrepartie de la santé de Commode, le fils de Marc Aurèle. (26)

Dans sa lettre à Marc Aurèle, il dispense quelques conseils à son « plus illustre patient, son plus cher ami » bien qu'il sache que les médecins sont considérés comme des rabat-joie par les bien portants et comme des incapables par les malades. « Au moins bois un peu de vin avant de te coucher, cela fait dormir et pourrait te dispenser de la thériaque », conseil qu'il donne à Marc Aurèle perdant le sommeil à cause d'un excès d'opium d'après le médecin. Concernant l'usage du vin, le médecin applique ses conseils à lui-même : « Après avoir versé ma bile, j'irai me coucher, l'esprit en paix, le corps imbibé de vin d'Aquitaine, ma dernière trouvaille. Je te le conseille vivement, avec du miel et quelques épices. À coup sûr, c'est l'antidote contre nos soucis. » (27)

Pour les médecins de l'Antiquité, le vin a autant de bienfaits pour l'âme que pour le corps.

Selon Galien, le vin agit sur l'âme : « le vin dissipe manifestement toute espèce de chagrin et l'abattement, car chaque jour nous prenons du vin (dans ce but) ; ... le vin change le tempérament du corps et les fonctions de l'âme » (28) et sur les maladies comme les fièvres, maladies de l'estomac, œdèmes, tumeurs...

Comme précisé précédemment, Hippocrate et Galien ont une vision très proche du vin dans la médecine.

Hippocrate nous met en garde contre le mal provoqué par son excès. Un mal qui se répercute bien souvent au niveau de la tête « L'usage excessif du vin entraîne de la lourdeur de tête », « du délire et de la folie » pouvant provoquer la mort. (29)

La variété du vin a une importance majeure, que ce soit pour ses bienfaits ou ses méfaits. Galien, dans ses commentaires de l'ouvrage d'Hippocrate *Régime dans les maladies aigües,* indique que le vin doux et épais n'est pas bon pour la rate et le foie, surtout en cas de cirrhose. (30)

Les vins sont distingués en fonction de leur âge, de leur consistance, de leur couleur. Galien a beaucoup complété le corpus hippocratique en ce qui concerne les différents types de vins et était très attaché à la notion de cru qui avait son importance dans les prescriptions médicales.

Le vin est parfois déconseillé, mais dans des cas particuliers on retrouve l'importance de donner le bon vin aux bons maux: « s'il s'agit des inflammations, on ne peut guère permettre l'usage du vin, si ce n'est dans quelques cas de fièvres pernicieuses compliquées de phlegmasie particulière; et alors c'est le vin d'Espagne que l'on préfère ». (31)

On retrouve chez nos médecins grecs des préconisations sur l'usage du vin également en fonction de l'âge, de la constitution et du sexe, « de même que pour les enfants, le vin est tout à fait contraire, de même il est tout à fait utile pour les vieillards ».

Galien reprend également la théorie des contraires d'Hippocrate pour l'appliquer à l'utilisation du vin. Ainsi, le vin qui donne de la chaleur et de la sécheresse est déconseillé à ceux qui ont une nature très chaude tandis que tel ou tel vin sera adapté à la saison froide. (32)

En usage interne, mais aussi externe, il était utilisé par Hippocrate pour soigner ou laver les plaies et on utilisait dans certains cas du vin noir astringent notamment pour les fractures. (33) Ce remède était vraisemblablement celui utilisé par Galien lors des soins prodigués aux gladiateurs de Pergame.

Hippocrate et Galien nous apprennent que la prescription du vin est un art qu'il faut maîtriser: parfois interdit, parfois déconseillé mais souvent prescrit ! Pur ou mélangé avec de l'eau, des herbes ou du miel. Une prescription qui tient compte du patient dans toute sa globalité et surtout du choix du vin, à choisir dans toutes les palettes qu'il nous offre. Chez les médecins grecs on ne met pas tous les vins dans le même tonneau !

On retrouve chez Hippocrate des préconisations inédites. La première permet de déculpabiliser les plus déraisonnables et elle confirme qu'en Grèce antique il fallait soigner le mal par le mal: « Si à la suite de l'ivresse il y a mal de tête, boire une cotyle [0,27 l] de vin pur ». (34)

La deuxième dans *Maladies des femmes*, Hippocrate nous donne également la recette d'une crème dépilatoire à base de vin et d'huile. (35) Retrouver des méthodes dépilatoires dans un ouvrage traitant des maladies des femmes agacerait certainement les Femen mais nous n'en tiendrons pas rigueur à Hippocrate né, rappelons-le, au Ve siècle av. J.-C. ! Le vin rendait-il l'opération moins douloureuse ? Dans le doute, quitte à déguster, autant que ce soit du vin !

Le vin avait également sa place du côté de la Perse. Avicenne (Ibn Sina en persan, 980-1037 ap. J.-C.) est un grand nom de la philosophie et de la médecine orientale, il a compilé ses connaissances dans son œuvre *Canon de la médecine (« Qanûn »)*. Avicenne prenait son patient dans sa globalité, en fonction notamment de son mode de vie et de son environnement. Il soulignera l'importance de l'hygiène, du sport, du sommeil et du régime alimentaire considéré aussi bien de manière préventive que curative. On entend à la fin des publicités sur les sucreries les slogans « Mangez bougez » ou encore « Mangez cinq fruits et légumes par jour » ; tout ce qui relève du bon sens aujourd'hui, Avicenne le disait déjà !

Le *Qanûn* balaye donc tous les aspects de la santé au sens large. Ainsi Avicenne nous parle de l'importance de gérer ses émotions pour préserver son corps et sa santé. Selon lui, une émotion ressentie avait une conséquence physiologique. Ainsi, il donnait une place importante à la gestion de ses émotions qui faisait partie de ses écrits sur l'hygiène. En médecine médiévale, on appelait cela les mouvements de l'âme qui perturbaient l'équilibre du corps. (36)

Ibn Sina nous offre également des écrits sur la pire des maladies, celle de l'amour.

On retrouve une certaine modernité dans sa vision de médecin, une prescription n'est pas forcément un nom de médicament sur une ordonnance et la souffrance morale doit mériter autant d'attention qu'une souffrance physique. Car celles-ci peuvent être intimement liées.

Il décrit la maladie d'amour comme une multitude de symptômes pouvant aller jusqu'à l'asthénie (faiblesse ou épuisement généralisé). Il relate une histoire concernant un prince anémique pour illustrer l'importance du pouls dans le diagnostic de la maladie. Le médecin prit le pouls du prince en énumérant les prénoms de toutes les jeunes filles de son entourage. Quand il mentionna le nom de la cousine du prince, son pouls s'emballa. Le médecin put poser son diagnostic.

Cette maladie est donc prise très au sérieux et comme nous l'apprend l'histoire du prince, le meilleur remède est la réunion des deux amoureux « lorsque cela est légalement possible », légalement possible étant surtout une référence à l'éthique religieuse. Il est aisé d'imaginer la souplesse des mœurs religieuses en Perse au Xe siècle...

Quand la réunion de ces deux cœurs est impossible, il préconise de dire à l'éconduit qu'il fera d'autres rencontres, Avicenne étant partisan du « un de perdu, dix de retrouvés ». Il conseille de trouver des bonnes âmes aux oreilles attentives, « des matrones », prêtes à rendre service en allégeant les qualités de l'être désiré ! (37)

Et quelle meilleure activité que de dénigrer celui ou celle qui nous rejette, entouré de ses amis autour d'une bonne bouteille de vin ?!

Dans ses écrits relatifs à la diététique, on retrouve les bases du régime santé, à savoir manger en hiver des éléments riches, en été des aliments frais et rester sur sa faim.

Avicenne attribue lui aussi au vin des vertus thérapeutiques: « le vin vieux a le statut de remède et non celui d'aliment». Pour lui également, la quantité de vin dépend de la constitution de l'individu. Pour tous, l'excès est très préjudiciable au foie et au cerveau, il provoque des maladies nerveuses. (38)

Le vin fait également partie de la pharmacopée avicennienne. Il décrit 80 formules de thériaques, les fameuses thériaques qui exaspéraient Pline l'Ancien. La plus vertueuse d'après Avicenne est la thériaque d'Andromaque qu'il nomme la *Thériaque al-Farouq*. Parmi les nombreux ingrédients de cette thériaque, on retrouve le «vin vieux, odoriférant, chaud». On retrouvera ce vin comme ingrédient dans le Codex (39) de 1884. (40)

Il inclut le vin dans la liste des sirops à consommer en faible quantité et avec de l'eau. Comme Hippocrate ou Galien, il écrit que chaque vin - vieux, nouveau, blanc ou rouge - a des vertus différentes. (41)

Dans la confection de pommades cicatrisantes, on retrouve essentiellement des éléments actifs d'origine minérale et très souvent du vinaigre de vin. (42)

Face à une fracture ouverte, le médecin «dispose une bande imprégnée de vin épais et âcre». (43)

En Occident, avec la chute de l'Empire romain, les travaux des médecins antiques sont temporairement oubliés. Mais comme nous l'avons évoqué, les moines continuent la culture de la vigne et soignent avec le vin.

Dans la médecine médiévale, on s'inspire d'Aristote selon lequel le vin se transforme en sang. (44)

Avant le XIe siècle, la médecine est principalement l'affaire des moines. Les ouvrages médicaux antiques dans lesquels on trouvait les remèdes étaient principalement conservés dans les monastères.

Pour saint Benoît, le soin que doivent apporter ses frères aux malades est une règle primordiale: «On prendra soin des malades avant tout et par-dessus tout. On les servira comme le Christ en personne». (45)

C'est en 1130 par le concile de Clermont qu'il est interdit aux moines d'apprendre la médecine. La règle ne fut pas appliquée de manière stricte dès le départ car il était difficile pour les hommes d'Église de renoncer aux soins. Cette interdiction était davantage pour que les moines soient plus présents spirituellement pour Dieu qu'une réelle reconnaissance du métier de médecin. (46)

De nombreux hôpitaux sont fondés au Moyen Âge. Il s'agit de lieux de soin, mais aussi de charité à l'image des monastères, où l'on apporte un soutien aux personnes démunies matériellement et/ou spirituellement. C'est à la fin du Moyen Âge vers 1400 que les hôpitaux deviennent des lieux exclusivement consacrés au soin, perdant peu à peu leur caractère religieux.

Créé au VIIe siècle, l'Hôtel-Dieu de Paris, possédant d'ailleurs ses propres vignes, proposera comme boisson du vin à ses malades. (47)

Au IXe siècle est créée l'école de Salerne en Italie, première école de médecine fondée en Europe au Moyen Âge, dont la renommée atteindra son apogée au XIIe siècle. À Salerne, la conviction des vertus thérapeutiques du vin est tellement ancrée que sur la porte d'entrée de l'hôpital est gravé : « Bois un peu de vin ». Dans l'antidotaire de Nicolas de Salerne, qui fut directeur de cette école, on retrouve la mention du vin : « Le bon vin donne aux vieux un regain de jeunesse. Le vin pur a de multiples bienfaits, il tonifie le cerveau, met l'estomac en liesse, chasse les humeurs mauvaises. Il rend l'esprit vif, les yeux brillants, l'oreille fine, dispense l'embonpoint et donne dans la vie une santé robuste. » On doit aux écrits de la faculté une précision essentielle défendue depuis la médecine antique : « … buvez-en peu, mais qu'il soit bon. Le bon vin sert de médecine, le mauvais vin est un poison ». (48)

En France, on inaugure la faculté de médecine de Montpellier en 1220, on y a retrouvé des écrits où une large place était donnée aux vins dans les recettes médicinales.

Un respectable docteur en médecine de cette même faculté davantage connu pour sa littérature que pour ses connaissances médicales n'est autre que François Rabelais (1483-1553). Il sera peu de temps après nommé médecin de l'Hôtel-Dieu de Notre Dame de la Pitié du Pont-du-Rhône.

Son traité de bon usage du vin est un hymne à la vie épicurienne. S'il s'inscrit dans la tradition du vin-médecin, il rompt insolemment avec celle de la modération. Ce récit est une véritable entreprise de dédiabolisation de l'excès. Il fait de l'usage du vin le privilège suprême de l'homme parmi ceux qui nous distinguent des animaux. « L'usage du vin, outre le verbe prolixe et la prière fervente, est de toutes les actions humaines ce qui le distingue des autres créatures terrestres. »

Comment résister au partage d'un florilège léger et grivois qui prête à sourire :

« Qui au contraire boit dès le matin de l'eau ou quelque liquide analogue sera ramolli et cul-pendant jusqu'aux ultimes heures vespérales ; et il se couchera en sueur et aura des cauchemars. Et au contraire qui boit du vin aura la conscience tranquille et l'esprit paisible jusqu'au crépuscule [...]

Et le vin vous donnera pisse saine et rose, veloutée comme bois de cerf. Alors que les buveurs d'eau l'auront trouble et soufrée.

Et le vin vous donnera une verge puissante et belle, que vous brandirez à volonté et observerez avec contentement. Alors que les buveurs d'eau l'auront pleine de bulles et de hoquets. [...] » (49)

Henri de Mondeville (1260-1325) enseigna l'anatomie et la chirurgie à la faculté de médecine de Montpellier. Il fut également chirurgien des rois de France Philippe le Bel puis de son fils Louis X et un grand chirurgien des campagnes militaires. Il réalise le premier traité de chirurgie. Comme Hippocrate en son temps, il mène un combat pour décorréler le processus de guérison du divin. Au Moyen Âge par exemple, le mal de Saint Eloi était associé à la fistule, car ce mal serait apparu au même moment que la béatification d'Eloi, et le traitement consistait en un pèlerinage. Henri de Mondeville refusait de laisser perdurer de telles inepties. (50)

Jusqu'à l'aube du XVe siècle, la chirurgie était considérée dans la plupart des universités comme l'affaire des barbiers et une activité étrangère à la médecine. Celle-ci était essentiellement basée sur l'examen des urines pour établir le diagnostic. Mais dès le XIIIe siècle, les universités de Montpellier, Bologne ou encore Padoue assurent un enseignement de la chirurgie notamment par la dissection des corps. Henri de Mondeville, élève puis enseignant de l'université de Montpellier, considérait qu'on ne devait pas confier la chirurgie aux charlatans et qu'elle devait trouver toute sa place au sein de l'exercice de la médecine, et une place de choix en tant que spécialité.

L'éminent chirurgien reprit la méthode de Théodoric Borgognoni, chirurgien italien du XIIIe siècle, sur le traitement des plaies et le vin y a encore une fois toute sa place. Chez les anciens, la suppuration était une condition de cicatrisation. On effectuait d'abord une saignée, on sondait la plaie, on l'élargissait avec la mise en place d'une « tente imbibée de blanc d'œufs et de suppuratifs ». Pour Henri de Mondeville, il faut éviter la suppuration. On arrête d'abord l'écoulement du sang, on ne sonde plus la plaie, on ne l'élargit pas davantage mais au contraire on la suture si besoin. On utilise comme pansement antiseptique du vin chaud ou salé. Théodoric prescrivait également à ses blessés un régime qu'il jugeait bien plus efficace et plus agréable, à savoir du vin et de la viande, aliments prescrits jusque-là dans le cadre de la convalescence. (52)

Le *Livre des vins (« Liber de Vinis »)* écrit vers 1322 est attribué à Arnaud de Villeneuve, médecin catalan, alchimiste et professeur à l'université de Montpellier. Il s'agit d'un recueil de recettes de vins médicinaux. Il serait à l'origine de la dénomination « eau de vie » dont il vante les vertus, appelée aussi eau d'or ou encore eau éternelle. Selon lui elle est un remède contre la paralysie, l'épilepsie, la fièvre ou encore le cancer de la bouche.

Pour remédier à la rétention d'urine, il préconise une recette à base de vin blanc, de baies ou cataplasme de pariétaire, séneçon (qui sont des plantes) et tête d'ail cuit au vin. (53)

Les vertus thérapeutiques du vin sont déjà connues depuis l'Antiquité. Le traité cite abondamment Galien et Avicenne ou encore Dioscoride pour confectionner certaines recettes. Le principe du vin coupé à l'eau y est rappelé « 46. Le vin à l'eau. Le vin à l'eau est très sain bien qu'il ne soit pas le meilleur pour les malades... La chaleur et la sécheresse du vin sont contrecarrées par la froideur et l'humidité de l'eau. Et ces dernières sont modifiées à leur tour. Il en résulte un produit tempéré dont l'élaboration requiert la précaution... » (*Liber de vinis,* p. 144)

L'équilibre entre le corps et l'esprit, cher à Avicenne, passe aussi par le doux nectar : « Le vin conforte l'esprit. Il lui permet d'aborder la subtilité et de faire face à la difficulté. Il prodigue à l'âme audace, sollicitude, libéralité. Le vin crée la parfaite harmonie des parties. Corps, esprit et âme coopèrent. » (*Liber de vinis,* p. 45-46)

Il utilisait le vin pour avoir une meilleure dissolution et une meilleure absorption des principes actifs utilisés dans ses médications : « Il en est ainsi parce que dans les opérations délicates, le vin est apte à révéler les vertus des ingrédients, sans en diminuer la force ni intensifier les qualités actives. » (*Liber de vinis*, p. 41)

Le vin est cité pour ses bienfaits au niveau cardiaque, pour les problèmes de foie, de vessie, de circulation ou encore la toux et l'asthme « 42. Le vin contre la flatulence. Le vin contre la flatulence, le ronflement, la toux et l'asthme est le suivant. Faites infuser dans le vin de l'anis, du fenouil et de la réglisse, celle-ci en quantité double. Buvez régulièrement. » (*Liber de vinis,* p. 134)

Il donne la recette du vin d'or, on retrouve là une folie et une magie auxquelles on pense quand on entend le terme « alchimiste ». C'est un vin dans lequel on dissout de l'or ! Il renforce le cœur et éclaircit l'esprit, mais surtout il conserve la jeunesse, le Graal de la quête mystique de la vie éternelle !

À Strasbourg, les Hospices civils de la ville créent une cave en 1395 afin de stocker des vivres et du vin. Ce vin fut servi aux malades puis peu à peu exclus des remèdes à partir du XVIIe siècle.

L'hôpital accroît son patrimoine foncier notamment en terres viticoles grâce aux dons de personnes soucieuses de mettre toutes les chances de leur côté lors du jugement dernier ou pour payer les frais médicaux.

La cave historique des Hospices civils de Strasbourg, située dans l'actuel Hôpital universitaire, détient le plus vieux vin au monde conservé en tonneau. Il date de 1472 ! Si vous souhaitez voyager sur la route des vins, il est inutile de prévoir une escale dans ces caves dans l'espoir de le déguster puisqu'il n'a été servi que trois fois en cinq siècles lors de grandes occasions: d'abord en 1576, ce vin fut offert à des Zurichois en récompense de leur fidélité. En effet, pour prouver qu'ils pouvaient venir en aide à leurs amis strasbourgeois rapidement en cas de besoin, une délégation de Zurichois livra à Strasbourg, à l'occasion d'un grand concours de tir, une marmite de mil transporté sur une barque en une journée et encore chaude ! Cet exploit fut réalisé en mémoire d'une alliance de 1474 entre les deux villes qui fut conclue dans le cadre des guerres de Bourgogne où elles s'opposaient à l'État bourguignon avec à sa tête Charles le Téméraire, duc de Bourgogne, déjà en guerre contre le Royaume de France.

Puis en 1718, où il fut servi pour fêter la reconstruction du bâtiment principal ravagé par un incendie.

Et enfin en 1944 où le privilège fut offert au Général Philippe Leclerc de Hautecloque, libérateur de la ville de Strasbourg.

En 2015, il sera transvasé dans un nouveau tonneau mais sans dégustation !

Le premier malade des Hospices de Beaune fut accueilli en 1452. Les malades consommaient entre trois et quatre repas par jour composés principalement de potage, de soupe grasse, de viande bouillie, d'œufs et de vin. La ration quotidienne de vin était définie ainsi :

- Employés masculins : 1 litre de vin
- Hommes malades : 0,50 litre de vin
- Femmes malades, orphelins et servantes : 0,40 litre de vin
- Religieuses : 0,35 litre de vin
- Femmes incurables : 0,30 litre de vin
- Enfants malades : 0,25 litre de vin

En 1888, la consommation de vin aux Hospices de Beaune atteignit 26 000 litres.

Les médecins de la Renaissance seront bien d'accord pour une consommation de vin mais une consommation raisonnée... à l'exception de notre Rabelais national! Ambroise Paré (1510-1590), chirurgien du roi et des champs de bataille, est gravé dans l'histoire notamment pour les progrès qu'il a apportés à la chirurgie. On lui doit entre autres la pratique de la ligature des artères à la place de la cautérisation au fer rouge lors des amputations. Cet éminent chirurgien appliquait des cataplasmes de vin rouge sur les plaies.

Le Bordelais Montaigne (1533-1592), humaniste et homme politique français, est un amoureux du vin qui nous mettait en garde sur les méfaits de l'excès pour la santé mais aussi pour l'esprit et la perte de contrôle, l'ivrognerie lui « semble un vice grossier et brutal », c'est le « pire état de l'homme, c'est où il perd la connaissance et le gouvernement de soi ». L'excès de vin fait donc « déborder les secrets les plus intimes ». Il défendait donc une consommation modérée basée sur le plaisir. (54)

Guy-Crescent Fagon fut le médecin de Louis XIV qui souffrait de fortes fièvres et de crises de goutte. Son prédécesseur d'Aquin donnait au roi du quinquina (arbuste d'Amérique centrale dont l'écorce contient la quinine) avec une petite quantité de vin de Bourgogne tout en lui faisant boire du vin de Champagne. Le quinquina était connu pour combattre les états grippaux car il faisait baisser la fièvre. Par ailleurs, la quinine issue de cet arbre est toujours utilisée aujourd'hui dans le traitement du paludisme. Selon Fagon, le vin de Champagne polluait l'action du Bourgogne dont la quantité était également jugée insuffisante. Fagon préconisa concernant le quinquina de « l'essayer en bol, ou du moins, comme on le prenait autrefois, en poudre, au poids d'un écu à chaque prise, dans du vin ». Cette nouvelle méthode permit au roi de se porter mieux et vint à bout d'une crise de goutte! De nombreux écrits témoignent de la naissance d'une querelle entre Reims et les défenseurs de la Bourgogne, comme quoi une crise de goutte peut déclencher une crise de nerfs. Au XVIIe siècle, on écrivait que le vin de Beaune était la plus saine des boissons, que les vins de Champagne provoquaient la goutte. La Faculté de Médecine de Reims répliqua que les champagnes possédaient plus de corps et duraient plus longtemps. (55)

Jean-Baptiste de Salins publie en 1702 une réponse dans laquelle il accuse le vin de Champagne d'être faible, mou et aqueux. (56)

Ça pétillait à cette époque, mais chacun finit par mettre de l'eau dans son vin !

Au XIXe siècle, Louis Pasteur (1822-1895) s'intéresse à la fermentation du jus de raisin, il considérait le vin comme « la plus saine et la plus hygiénique des boissons ».

Le phylloxéra, un insecte térébrant, importé par mégarde des États-Unis dans les années 1865-1870 va plonger la viticulture moderne dans sa première grande crise.

Le vignoble européen décimé est heureusement sauvé par l'importation de plants américains résistant à l'insecte. La production française chute et ce sont les vignobles méridionaux qui en profitent, en mettant sur le marché des vins de moindre qualité.

Sur le front, lors de la guerre 14-18, l'approvisionnement en eau potable et en denrées alimentaires est, comme on peut l'imaginer, compliqué. Le nombre de calories apporté par les rations, qui répondent à des normes précises, est trop juste et il est proposé par l'Académie de Médecine de remédier à ce défaut de calories par une augmentation de la quantité de vin octroyé aux soldats. Selon Armand Gautier, chimiste et membre de l'Académie, cette solution permet non seulement d'augmenter la ration calorique mais aussi d'apporter d'autres avantages pour les soldats, car « donner du vin à nos soldats à la dose modérée de 50 à 75 centilitres par jour dans les conditions où ils combattent [...], c'est conserver nos hommes, c'est entretenir leurs forces et leur entrain ; c'est les détourner de l'abus de l'alcool ». (57) Déjà à l'époque, le vin n'était pas un alcool comme les autres !

D'ailleurs, le Comité de propagande en faveur du vin est créé le 4 juillet 1931. Dépendant du ministère de l'Agriculture, il avait pour objectif de promouvoir la consommation du vin français. C'était une période de surproduction de vin et de risque de chute des prix. En août 1931, Marius Roustan, alors ministre de l'Instruction publique, demande aux enseignants de mettre en avant le vin pour lutter contre l'alcoolisme. Les fameux « Bons points » distribués dans les écoles primaires aux enfants seront à l'effigie de Pasteur avec son point de vue sur le vin : « Le vin est la plus saine et la plus hygiénique des boissons » à remettre dans le contexte du XIXe siècle où l'eau n'était pas potable... D'autres « Bons points » clament la valeur alimentaire du vin : « Un litre de vin à 10° correspond comme nourriture à 900 g de lait, 370 g de pain, 585 g de viande ou à 5 œufs ; Le vin est un aliment. Buvez du vin ». Ces bons points seront utilisés comme instruments de diffusion par le Comité national de propagande dans les écoles. (58)

Après la guerre, au début du XXe siècle, les messages antialcooliques commencent à se faire entendre faisant l'amalgame entre vin et alcool. Pourtant, de nombreux médecins continuent d'être le porte-parole du vin médecin à travers des organismes étatiques mais aussi des associations privées, à l'instar de l'association « Les médecins amis des Vins de France » créée le 28 février 1935. Dans le *Journal Officiel de la République française* paru le 13 mars 1935, il est retranscrit l'objet de l'association qui peut interpeller : « But : Propagande pour le vin » ! L'association affirmait que « la consommation de vin reste le meilleur moyen de lutte contre l'alcoolisme ». En effet, il y a une différence entre un ou deux verres de vin de qualité et boire une bouteille d'alcool fort mélangé avec du soda ou une boisson énergétique bien connue. Nous y reviendrons.

Le Premier congrès international des médecins amis du vin s'est tenu à Lausanne du 26 au 31 août 1935, on y retrouve plusieurs publications dont les thématiques abordées pourraient, à défaut de convaincre les sceptiques, au moins aiguiser leur curiosité : *Le vin dans la diététique des maladies de la nutrition* / par R.-J. Weissenbach, Gilbert-Dreyfus et Jacques Lièvre ; *Les vitamines du raisin et du vin* / S. Baglioni ; *Le vin en psychiatrie* / par D. Anglade. (59)

En 1957, l'un de ses membres, le professeur Georges Portmann, médecin, doyen de la Faculté de médecine de Bordeaux et sénateur de la Gironde, s'offusque au Conseil de la République (60) de la diffusion d'une émission de radio sur les produits nocifs contenus dans les vins et spiritueux français.

« Je m'étonne, a dit M. Portmann, qu'on puisse tenir de tels propos à la Radiodiffusion française, s'agissant d'un de nos principaux produits d'exportation. Ce n'est pas d'ailleurs une bonne façon de combattre l'alcoolisme : le vin n'est pas mauvais en lui-même, et nous avons vu en Amérique ce que donne la prohibition. Ce contre quoi il faut lutter c'est, d'une part, la mauvaise qualité, et, d'autre part, la consommation excessive. Un litre et demi par jour pour les travailleurs de la terre, un litre pour les ouvriers, 75 centilitres pour les sédentaires et pour les femmes, voilà les quantités raisonnables... ». (61)

En 1961, dans la *Revue d'histoire de la pharmacie*, Eugène-Humbert Guitard, spécialiste de l'histoire de la pharmacie et fondateur de la Société d'histoire de la pharmacie en 1913, se lance dans un argumentaire pour convaincre les réfractaires que le vin est un médicament. On peut y retenir quatre preuves, selon lui, indéniables, à vous de juger :

Premièrement dans le Catalogue Exposition de 1961 du Musée des Hospices civils de Lyon, on y voit représenté un personnage rabelaisien chevauchant un tonneau et tenant dans une main une coupe vermeille et de l'autre un caducée.

Ensuite, pour continuer d'étayer sa thèse, il met en avant l'existence d'une « Association internationale des médecins amis du vin ». S'il existe une amitié entre des médecins et le vin, c'est qu'il ne peut pas être un poison.

Troisièmement, il indique que le vin a joué un grand rôle dans les hôpitaux lyonnais de l'Ancien Régime, leur consommation était importante, on en donnait généralement aux malades coupés d'eau à 50 %. On peut rappeler qu'en France, on coupera les vins ordinaires d'eau jusqu'au milieu du XXe siècle.

Enfin, il rappelle un règlement de 1641 pour l'Hôtel-Dieu qui précise que « la coutume est de garder toujours demy douzaine de pièces de vin vieux de 2 ou 3 années, du plus couvert, pour servir aux malades du flux du sang ». (62)

Après la Deuxième Guerre mondiale, la recommandation de boire du vin par les politiques de prévention tombe petit à petit.

Les ligues antialcooliques séduisent les politiciens qui, en votant des lois destinées à lutter contre l'alcoolisme, vont injustement bâillonner le monde viticole, contribuant indirectement à jeter la suspicion sur l'intérêt de boire du vin.

À la fin des années 1970, parler de l'effet bénéfique du vin sur la santé paraissait pour beaucoup une contre-vérité. La lutte contre l'alcoolisme était telle que les pouvoirs publics et donc l'opinion publique négligeaient de s'intéresser aux bienfaits du vin. Seule la présence d'alcool était retenue parmi les nombreux constituants du vin. C'est bien dommage, car déjà pour Platon, le chemin de la vertu politique passait par le vin : « Des citoyens unis sont des citoyens qui chantent et dansent ensemble pour se réjouir d'appartenir à la même cité. Cela, seul le vin le permet, parce qu'il désinhibe en même temps qu'il socialise. Il est la condition d'une vie sociale réussie. ». (63)

Dans l'Encyclopédie de Diderot, éditée de 1751 à 1772, il est prétendu que les peuples vivant dans des terres où prolifère la vigne sont plus vigoureux et plus gais. (64)

Le caractère enjoué était-il dû à l'ivresse ou bien venait-il des bienfaits du vin pour la santé consommée raisonnablement dans la convivialité ? Si vous ne trouvez pas la bonne réponse, il vous faudra relire ce chapitre sur l'histoire du vin avant de poursuivre...

Bibliographie

1. Corinne Pezard, *Tout savoir sur les vertus du vin,* Favre, 2000, 127 pages, page 55.

2. Philosophe de la Grèce antique ; vers 427-vers 347 avant J.-C.

3. Pierre Boyancé, « Platon et le Vin », Dans *Bulletin de l'Association Guillaume Budé : Lettres d'humanité*, n° 10, décembre 1951, pages 3-19

4. Corinne Pezard, *Tout savoir sur les vertus du vin*, Favre, 2000, 127 pages, pages 55-56.

5. Jacques Jouanna, « Le vin et la médecine dans la Grèce ancienne ». IN : *Revue des Études Grecques*, tome 109, Juillet-Décembre 1996. Page 415

6. Jules Barthélemy Saint-Hilaire, Psychologie d'Aristote, Opuscules, traduction de « Parva Naturalia d'Aristote », Dumont, 1847, 445 p, p. 166

7. Jacques Jouanna, « Le vin et la médecine dans la Grèce ancienne ». IN : *Revue des Études Grecques*, tome 109, Juillet-Décembre 1996. Page 423

8. Jacque Jouanna, *Hippocrate*, Fayard, 1992, 648 p, p. 39-41.

9. Scène représentée dans le tableau de Pieter Lastman, *Hippocrate et Démocrite*, 1622, Palais des beaux-arts, Lille

10. Encyclopédie Universalis

11. Jacques Jouanna, « Le vin et la médecine dans la Grèce ancienne » IN : *Revue des Études Grecques*, tome 109, Juillet-Décembre 1996. Page 430.

12. Jacques Jouanna, « Le vin et la médecine dans la Grèce ancienne » IN : *Revue des Études Grecques*, tome 109, Juillet-Décembre 1996. Page 432.

13. LIVRE XXIII, Traitant des remèdes tirés des arbres cultivés, VIII. 1

14. LIVRE XXIII, Traitant des remèdes tirés des arbres cultivés, III. 1

15. LIVRE XXIII, Traitant des remèdes tirés des arbres cultivés, IX. 1

16. Préparation contenant une cinquantaine de composants, dont une assez forte dose d'opium à laquelle on alléguait des vertus toniques et efficaces contre les poisons, les venins, et certaines douleurs > Définition du Centre National de Ressources Textuelles et Lexicales

17. Livre XXIX, Traitant des remèdes fournis par les autres animaux qui ne sont pas susceptibles d'être apprivoisés, ou qui sont sauvages, VIII, 8

18. Livre XIV, Traitant des arbres fruitiers, VII, 1

19. Livre XXIII, Traitant des remèdes tirés des arbres cultivés, XXII. 1

20. Livre XXIII, Traitant des remèdes tirés des arbres cultivés, XXV. 1

21. Livre XXIII, Traitant des remèdes tirés des arbres cultivés, XXI. 1

22. Livre XXIII, Traitant des remèdes tirés des arbres cultivés, XXIV. 1

23. Boudon-Millot Véronique, *Galien de Pergame, un médecin grec à Rome,* Paris, Les belles Lettres, Collection histoire, 2012, in-8, 404 pages Chapitre III « De Smyrne à Alexandrie en passant par la Corinthe ».

24. Boudon-Millot Véronique, *Galien de Pergame, un médecin grec à Rome,* Paris, Les belles Lettres, Collection histoire, 2012, in-8, 404 pages Chapitre IV « Dans l'arène des gladiateurs »

25. Boudon-Millot Véronique, *Galien de Pergame, un médecin grec à Rome,* Paris, Les belles Lettres, Collection histoire, 2012, in-8, 404 pages Chapitre IV « Rome, à nous deux maintenant ! »

26. Boudon-Millot Véronique, *Galien de Pergame, un médecin grec à Rome,* Paris, Les belles Lettres, Collection histoire, 2012, in-8, 404 pages Chapitre IV « Exil volontaire et retour en grâce ! »

27. Ève Lerne « La trahison au pouvoir », Les Asclépiades 1/3/2005, La Lettre de Galien à Marc Aurèle 4 janvier 175, 256 p, p. 13 à 18.

28. Galien C., *Œuvres anatomiques, physiologiques et médicales de Galien,* Tome I, Des mœurs de l'âme, chap. 3, trad. Daremberg, 1854

29. Jacques Jouanna, « Le vin et la médecine dans la Grèce ancienne » IN : *Revue des Études Grecques*, tome 109, Juillet-Décembre 1996. Page 416

30. Jacques Jouanna, « Le vin et la médecine dans la Grèce ancienne » IN : *Revue des Études Grecques*, tome 109, Juillet-Décembre 1996. Page 417

31. Hippocrate, De la Fondation de la doctrine d'Hippocrate, d'après le texte, section II, thérapeutique et hygiène, tome III, traités d'Hippocrate, Du régime dans les maladies aiguës, des airs, des eaux et des lieux. (Trad. du grec, 1818)

32. Jacques Jouanna, « Le vin et la médecine dans la Grèce ancienne » IN : *Revue des Études Grecques*, tome 109, Juillet-Décembre 1996. Page 418-420.

33. Jacques Jouanna, « Le vin et la médecine dans la Grèce ancienne » IN : *Revue des Études Grecques*, tome 109, Juillet-Décembre 1996. Page 431

34. Jacques Jouanna, « Le vin et la médecine dans la Grèce ancienne » IN : *Revue des Études Grecques,* tome 109, Juillet-Décembre 1996. Page 424

35. Œuvre complète d'Hippocrate, Tome VIII « *Des Maladies des femmes* » Livre I, 106, Littré, 1853.

36. Floréal Sanagustin, *Avicenne (XIe siècle), théoricien de la médecine et philosophe*, Presses de l'Ifpo, 2010, 603 pages, page 370.

37. Floréal Sanagustin, *Avicenne (XIe siècle), théoricien de la médecine et philosophe,* Presses de l'Ifpo, 2010, 603 pages, pages 170-172.

38. Floréal Sanagustin, *Avicenne (XIe siècle), théoricien de la médecine et philosophe*, Presses de l'Ifpo, 2010, 603 pages, pages 374-375

39. Répertoire de l'ensemble des médicaments français

40. Radhi Jazi, Farouk Omar Asli, « La pharmacopée d'Avicenne », *Revue d'Histoire de la Pharmacie*, 86e année, n° 317, 1998, pages 11-13.

41. Floréal Sanagustin, *Avicenne (XIe siècle), théoricien de la médecine et philosophe*, Presses de l'Ifpo, 2010, 603 pages, pages 414-415.

42. Floréal Sanagustion, *Avicenne (XIe siècle), théoricien de la médecine et philosophe*, Presses de l'Ifpo, 2010, 603 pages, page 418

43. Floréal Sanagustin, *Avicenne (XIe siècle) , théoricien de la médecine et philosophe*, Presses de l'Ifpo, 2010, 603 pages, pages 433-434

44. Georges Ferré, *L'Âme du vin. Symbolique et spiritualité dans les trois religions*, Paris, Dervy, 2012, 266 pages, p. 135.

45. Règle de Saint Benoît 36.

46. M. C Pouchelle, *Corps et chirurgie à l'apogée du Moyen Âge*, Flammarion, 1983, 389 pages, pages 33-34

47. Jean Verdon, *La vie quotidienne au Moyen Âge*, Perrin, 2015, 382 p, page 343 à 358

48. Corinne Pezard, *Tout savoir sur les vertus du vin*, Favre, 2000, 127 pages, page 56.

49. François Rabelais, *Traité de bon usage du vin* (Traktatus o přpadném pití vína) Édition ALLIA 2009, traduit du tchèque par Marianne Canavaggio (traduit et publié en Tchèque en 1622 par un certain Martin Kraus de Krausenthal) page 39-40

50. M.C Pouchelle, *Corps et chirurgie à l'apogée du Moyen Âge*, Flammarion, 1983, 389 pages, page 84.

51. Floréal Sanagustin, *Avicenne (XIe siècle), théoricien de la médecine et philosophe*, Presses de l'Ifpo, 2010, 603 pages, page 426

52. Edouard Nicaise, « Mondeville et le traitement des plaies au XIVe siècle », *Revue de chirurgie,* 14e année, n°1, 10 janvier 1894, pages 61 à 66

53. Henry Sculard, *Bulletin de l'Association Guillaume Budé*, n° 2, « Maître Arnaud de Villeneuve, médecin, alchimiste et philosophe provençal du XIIIe siècle », juin 1966.

54. Montaigne, *Les Essais*, Livre II, Chapitre 2 « De l'yvrongnerie » éditions eBooksFrance, mai 2000

55. Jacques Caen et Gilles Pidard, *Histoire des sciences médicales*, tome XXX, n° 3 « Gui-Crescent Fagon (1638-1718) Médecin du « Roi-Soleil », 1996, pages 359 à 362.

56. Jean-Baptiste de Salins, *Défense du vin de Bourgogne contre le vin de Champagne, par la réfutation de la thèse* (Ed.1702), Hachette Bnf, 2006, 32 p

57. Thierry Fillaut, *La revue du praticien*, volume 66, mai 2016 page 574

58. Thierry Fillaut, *La revue du praticien*, volume 66, mai 2016 page 576

59. Congrès international des médecins amis du vin. 1, 1935, Lausanne, Alcan. Paris, 83 pages.

60. La constitution du 4 octobre 1958 lui substitue l'actuel Sénat

61. Article *Le Monde* publié le 7 mars 1957

62. Eugène-Humbert Guitard Revue d'Histoire de la Pharmacie, 49e année, n° 171, 1961, « Le Vin à l'Hôpital », pages 185-186

63. Jean-Pierre Rifler, « Historique du concept vin et santé », présenté aux journées méditerranéennes « Vin et Nutrition », Hyères les Palmiers, 2016

64. Georges Ferré, *L'Âme du vin. Symbolique et spiritualité dans les trois religions,* Paris, Dervy, 2012, 266 pages, p. 137.

6.

DE LA VIGNE AU VIN

La vigne

La vigne est une liane de la famille des Vitacées qui comprend une dizaine de genres (1). Les vignes cultivées appartiennent toutes au genre *Vitis* qui compte près de quarante espèces. Dont les plus connues sont:

- *Vitis vinifera*: d'origine européenne, elle est la principale espèce de vigne cultivée, à l'origine de tous les cépages vinicoles classiques tels que le Pinot noir, le Cabernet sauvignon ou le Chardonnay...
- *Vitis labrusca*: la vigne américaine *(fox grape)*. Ses raisins ont un goût «foxé», c'est-à-dire rappelant le renard, la punaise écrasée, la venaison. Peu sensibles au phylloxéra, ces vignes sont utilisées actuellement comme porte-greffes mais ont été par le passé croisées avec des variétés de Vitis vinifera obtenant ainsi des hybrides. Les vins d'appellation refusent l'utilisation de ces hybrides.

C'est grâce à ces techniques d'hybridation que le vignoble, entièrement détruit par le phylloxéra, entre 1865 et 1885, a pu survivre. Puis la technique du greffage permit de conserver les caractéristiques organoleptiques de nos cépages nobles.

Les hybrides (Clinton, Noah, Isabelle, Jacquez, Othello, Herbemon...) furent arrachés et accusés de tous les maux, le Noah rendait fou (à cause du méthanol) alors que l'on retrouve du méthanol dans tous les vins. Il est peut-être dommage que ces cépages qui résistaient aux nombreuses infections (phylloxéra, oïdium, mildiou, etc.) qui sont le fléau de nos vignes aient été sacrifiés. Ces hybrides ne nécessitaient aucun traitement phytosanitaire et étaient mieux adaptés au changement climatique.

La vigne est une liane grimpante, sarmenteuse au feuillage caduc. La tige tortueuse (le cep), couverte d'une écorce grisâtre, fibreuse, se divise en rameaux alternes, noueux, flexibles, à écorce lisse, appelés sarments. Ceux-ci sont munis de vrilles (organes de soutien) qui leur permettent de s'accrocher aux corps voisins et notamment les fils de fer ou les palissades de culture.

> Le cep de vigne a une durée de vie d'environ cinquante ans voire beaucoup plus (vieilles vignes) et produit du raisin dès la quatrième année de culture, mais ce n'est qu'à partir de douze ans d'âge que l'on peut espérer élaborer un grand vin.

Les feuilles alternes longuement pétiolées, échancrées à la base, palmées à cinq lobes aigus et dentés sont vert foncé dessus et blanchâtre dessous.

Les inflorescences sont des grappes composées de fleurs régulières, fleurissant au mois de juin. Elles possèdent un calice à cinq sépales, une corolle à cinq pétales et cinq étamines. Le fruit est une grappe composée de nombreuses baies, ce sont des fruits charnus à pépins.

Le raisin

La grappe est formée de deux parties distinctes : la rafle et les baies.

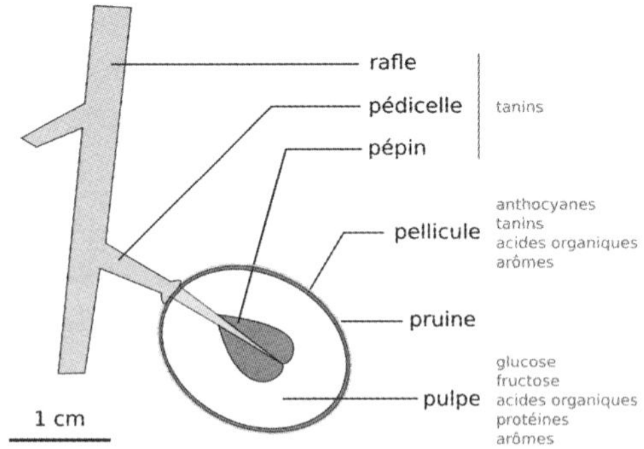

La rafle est la partie ligneuse et ramifiée qui porte les grains. À maturité, elle représente 3 à 6 % du poids total de la grappe, selon le cépage et l'année. En plus de quelques traces de sucres et d'acides organiques, on trouve dans la rafle 78 à 80 % d'eau, 2 à 3 % de matières minérales (dont la moitié sous forme de sels de potassium) et 3 % de tanin. Ce dernier est responsable de la saveur âpre, « astringente » du vin. Le terme tanin englobe les catéchines et autres polyphénols que nous détaillerons plus tard. La rafle est riche en tanins astringents et transmet des goûts herbacés.

La grappe comporte normalement plusieurs dizaines de baies, chacune d'entre elles étant reliée à la rafle par les pédicelles. Ceux-ci se terminent par un élargissement sur lequel s'insère le raisin : le bourrelet. Selon les variétés, les baies sont sphériques ou ovoïdes, de taille très variable et de couleurs spécifiques (rouge, jaune, noir, bleuté).

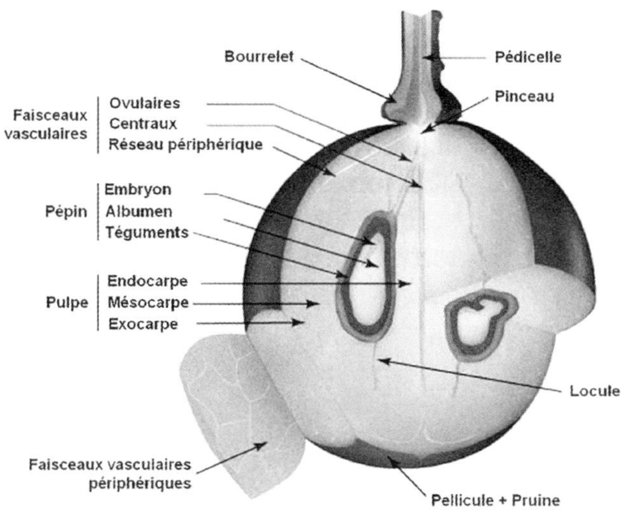

© *Pauline Rousserie*

Le grain de raisin est une baie constituée par trois couches qui protègent les pépins et compose le péricarpe :

– L'épicarpe : peau ou pellicule mince et élastique qui l'enveloppe. Elle est composée d'une dizaine de couches cellulaires et présente 6 à 9 % de la masse du raisin. Elle est recouverte par une couche cireuse imperméable appelée la pruine... Elle a un rôle très important dans la vinification. Elle contient les anthocyanes à l'origine de la couleur des vins rouges et les composés volatils qui constituent les précurseurs d'arômes. Les pellicules sont riches en cellulose, en pectines et en protéines. Elles contiennent également de l'acide citrique et de l'acide tartrique.

– Le mésocarpe : la pulpe ou chair du raisin qui représente entre 75 et 85 % du poids de la baie. Après le foulage, la pulpe donne le moût, lequel sera transformé en vin par fermentation. À maturité, elle est constituée de vacuoles gorgées d'eau, de sucres, d'acides, de composés azotés et de sels minéraux. La plupart des raisins, rouge ou blanc, possèdent une pulpe incolore. Mais il existe des cépages au jus coloré, que l'on nomme teinturiers.

– L'endocarpe est le tissu qui tapisse les loges contenant les graines ou pépins.

La baie contient normalement quatre graines, provenant des quatre ovules présents dans l'ovaire. Les pépins représentent 3 à 6 % du poids total du raisin.

Les composés phénoliques, les matières azotées et les phosphates contenus dans la cuticule du pépin sont partiellement solubilisés lors de la vinification en rouge.

Lors du foulage et du pressurage, on évite l'écrasement des pépins car les substances huileuses qu'ils contiennent seraient nuisibles à la qualité du vin si elles entraient dans le jus.

La composition des grains de raisin dépend de la variété du cépage, du terrain sur lequel se trouve la vigne ainsi que des conditions climatiques de l'année.

C'est tout l'art du viticulteur de permettre à la vigne d'exprimer le « climat », en conduisant la vigne de manière intelligente, éviter les pesticides en menant une culture raisonnée, laisser la vigne se développer en fonction de la pluviométrie, adapter la plantation en vigne haute ou basse afin de contrôler l'ensoleillement et permettre de cultiver les rangs par exemple avec des plantes qui donneront de l'azote au sol, limiter la densité à l'hectare, adapter la taille, replanter des arbres (la permaculture et l'agroforesterie s'invitent de plus en plus chez les vignerons).

Le cycle végétatif de la vigne

Le développement annuel de la plante se fait par étapes: le débourrement, la feuillaison, la floraison, la véraison et l'aoûtement, la maturation, la chute des feuilles et la dormance. (2)

Pleurs et débourrement: de mars à avril

Après l'hiver, la température augmente et le sol se réchauffe: la vigne se réveille. La sève s'écoule des blessures de la taille d'hiver: ces pleurs sont composés majoritairement d'eau. En mars-avril, les bourgeons gonflent, ils sont prêts à éclore. C'est le débourrement. De petites feuilles apparaissent, les jeunes poussent se développent en de nouveaux rameaux qui poursuivront leur croissance jusqu'en juillet. Les bourgeons peuvent geler si la température descend en dessous de - 2 °C.

Feuillaison: d'avril à mai

Les premières feuilles commencent à apparaître et avec elles les molécules de sucre et d'acide qui conditionneront le goût du raisin et donc du vin.

Floraison et nouaison: de fin mai à juin

Au printemps, les inflorescences apparaissant sur les rameaux, elles ont été conçues l'année précédente dans les bourgeons dormants. La vigne est une plante bisannuelle. La floraison est discrète. Les fleurs de vigne, délicatement odorantes, forment des grappes de minuscules corolles placées à l'opposé des feuilles.

La floraison est suivie de la nouaison (formation du fruit après la fécondation). La fécondation est entomophile (par les insectes) et anémophile (par le vent). Seules 30 % des fleurs sont fécondées; elles déterminent le volume de la prochaine vendange. La nouaison s'étend sur 45 à 60 jours en fonction du cépage et des conditions climatiques.

Des températures trop basses ou un excès de pluie provoquent la coulure (absence de grains) ou le millerandage (baies trop petites). Une vigne trop vigoureuse peut subir la coulure, la sève nutritive se dirige vers les rameaux en croissance plutôt que dans les fruits.

Aoûtement et véraison : de juillet à août

Leur croissance terminée, les rameaux deviennent marron et se couvrent d'une écorce ligneuse : l'aoûtement dure jusqu'en octobre. Ils prennent le nom de sarments. Toute l'énergie de la vigne se concentre maintenant dans le développement des baies. La véraison, le changement de couleur de la peau de raisin, marque le début de la phase de maturation. Les grains de raisin ne sont plus de petites billes dures et vertes, ils deviennent transparents et se colorent. Un manque d'eau peut entraver la maturation et provoquer un blocage.

Dormance : de novembre à janvier

La vigne entre dans une période de sommeil (repos hivernal ou dormance). La sève ne circule plus dans la plante. Cette phase commence à la chute des feuilles. La chute des feuilles est un phénomène d'apoptose (mort cellulaire programmée). En effet, la luminosité diminuant et la photosynthèse ne se faisant plus, un signal de suicide est donné à la tige de la feuille pour que celle-ci s'autodétruise et tombe. Le cep vit au ralenti, des échanges d'eau et d'hormones assurent l'activité des cellules.

Durant l'hiver, les bourgeons poursuivent très lentement leur développement, notamment celui des feuilles et des ébauches florales. La vigne est capable de supporter des températures allant jusqu'à -17 °C. Un hiver long et froid favorise un bon débourrement.

Le viticulteur taille la vigne, il supprime les sarments et sélectionne les bourgeons qui donneront les pousses et les fruits de l'année suivante.

Le développement du raisin et la vinification

Le raisin et sa maturation

Au cours du développement de l'ovaire au fruit mûr, le raisin suit une évolution commune à toutes les baies que l'on peut diviser en trois phases, prenant en considération le diamètre des baies, leurs poids et leurs volumes :

– Une première phase de croissance rapide (croissance herbacée) qui dure de 45 à 65 jours. Elle fait suite à la fécondation et commence par la nouaison du fruit (apparition des pépins). Les baies ont une activité métabolique intense, la chlorophylle est le pigment dominant. Après la nouaison, la croissance de la baie se fait essentiellement par grandissement cellulaire.

– Une phase de ralentissement de croissance durant laquelle se produit la véraison caractérisée par l'apparition de la couleur chez les cépages colorés. Cette phase dure de 8 à 15 jours.

– Puis une deuxième phase de croissance se met en place, correspondant à la maturation proprement dite. Le grandissement cellulaire reprend et s'accompagne de modifications physiologiques pendant 35 à 55 jours. Il y a accumulation d'eau, de sucres libres, de composés phénoliques, d'acides aminés et d'ions.

Vinification

La vinification est l'ensemble des opérations nécessaires à la transformation du jus de raisin appelé moût, en vin. Elle se déroule dans un chai. (3, 4)

L'élaboration d'un vin rouge se fait avec un cépage noir (Merlot, Pinot noir, Syrah). Les pigments (anthocyanes) contenus dans la peau des raisins vont donner sa couleur au vin. Après la récolte du raisin, plusieurs étapes sont essentielles à la vinification.

Égrappage-foulage

L'éraflage (ou l'égrappage) permet de séparer les grains des rafles. L'éraflage peut être total ou partiel. Cette étape, facultative, est réalisée lorsqu'on pratique une macération longue. Elle permet de limiter les goûts herbacés. Les vins seront moins astringents. En éliminant la rafle, on améliore la qualité gustative et la finesse du futur vin. La rafle fixe les anthocyanes (d'où une perte de couleur) et contient de l'eau (avec un risque de dilution de la vendange lors de la fermentation).

Les raisins sont ensuite foulés (autrefois aux pieds). Le foulage consiste à faire éclater les grains de raisin pour dégager la pulpe et le jus. Cette étape prépare le pressurage en facilitant l'extraction des moûts. C'est sans doute le plus ancien traitement utilisé. Cette opération permet à la vendange de s'homogénéiser et de s'aérer. Le sulfitage (le soufre a une action antioxydante, antioxydasique, antimicrobienne et permet une décantation des moûts en cas de vinification en blanc) et la macération sont facilités. La vendange peut alors être manipulée par pompage. Elle permet également un ensemencement du jus par les levures indigènes présentes sur les peaux de raisins. Le moût est composé de jus, de peaux, de pulpe et de pépins. Cette opération est aujourd'hui le plus souvent mécanisée.

Au cours de la cuvaison, on peut effectuer une saignée si la vendange est trop diluée (trop de liquide par rapport aux matières solides). Ceci permettra d'extraire plus de polyphénols dans le moût restant. Cette saignée sera traitée comme un vin blanc et on obtiendra un vin rosé car l'extraction des matières colorantes avait déjà débuté.

Macération et fermentation

La vendange est conduite vers les cuves de fermentation. Sous l'action des levures, la fermentation alcoolique se déclenche et dure quatre à vingt jours. Les sucres fermentescibles en C6 (glucose et fructose) se transforment en alcool. La macération se produit en même temps. Elle permet l'extraction des composés phénoliques participant à la structure générale, mais aussi des substances minérales, des polysaccharides, des substances azotées et des essences odorantes. La macération débute dès l'étape de foulage et se poursuit tout au long de la fermentation, c'est lors de ce long processus que sont extraits les composés phénoliques provenant des différents organes du vin, à savoir les pépins, les pellicules et éventuellement les rafles.

> La macération est plus ou moins longue selon le type de vin rouge recherché. Une macération de quelques jours suffit pour élaborer un vin rouge léger. Les vins de garde demanderont une macération plus longue afin d'obtenir une bonne structure et une aptitude au vieillissement. Plus le taux d'alcool augmente et plus l'extraction des polyphénols est efficace; c'est pour cela que l'alcool est indispensable à notre santé, il permet l'extraction des polyphénols du raisin, leur conservation dans la bouteille de vin et leur absorption lorsque nous le buvons.
> Pour le vin rosé, la macération dure moins de 12 heures et elle est totalement absente pour les vins blancs.

Écoulage et pressurage

Lorsque la macération est suffisante, on procède à l'écoulage des cuves. On vide la cuve, le vin est séparé du marc (parties solides du raisin: rafles, pellicules, pépins) et il est transféré dans une autre cuve ou en fût.

Ce vin est appelé «vin de goutte». Le marc est ensuite décuvé puis pressé afin d'en retirer le vin de presse. Le «vin de presse» est plus riche en couleur et en tanins. Selon la qualité et le type de vin recherchés, le vin de presse peut être assemblé totalement ou en partie au vin de goutte immédiatement, ou après élevage (vieillissement en fût).

La presse ou pressurage des baies se réalise dans un pressoir. Actuellement c'est un pressoir pneumatique qui est utilisé afin d'éviter une nouvelle fois le risque d'oxydation.

Pour le vin blanc, la presse se fait avant la fermentation. Le moût est ensuite pompé pour être envoyé dans une cuve de décantation avant le démarrage de la fermentation (c'est le débourbage).

La fermentation

La fermentation est un phénomène naturel et spontané.

Ce processus biologique permet aux levures de transformer les sucres en alcool et en gaz carbonique. La fermentation est due à l'action de levures sur les composés fermentescibles, les sucres en particulier (fructose et glucose).

La fermentation alcoolique

Les levures, qui transforment les sucres du raisin en alcool, se trouvent dans l'air et sur la peau du raisin. La fermentation commence dès que les levures sont en contact avec le sucre. Ce dernier se transforme peu à peu en alcool.

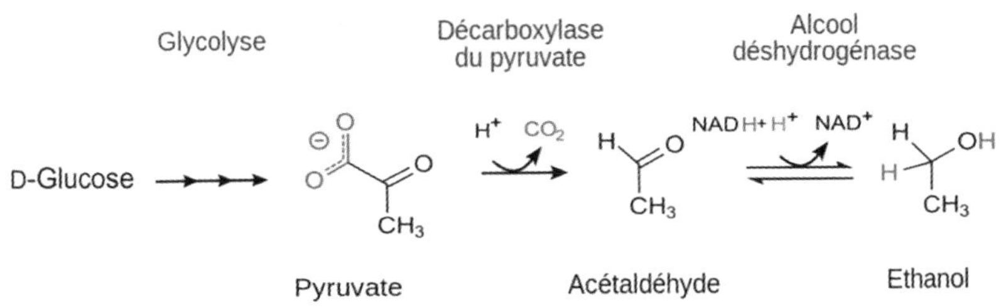

Le moût commence à chauffer (la réaction est exothermique). Sous l'action du gaz carbonique, il se met à bouillonner. Cette fermentation s'arrête lorsque la quasi-totalité des sucres a été transformée en alcool.

Les vins secs contiennent moins de quatre grammes par litre de sucres résiduels. Le vin est trouble, il est chargé de lies (levures mortes, déchets végétaux) maintenues en suspension par le gaz carbonique.

La fermentation alcoolique est influencée par:

- La température: la fermentation alcoolique démarre spontanément si la température du moût est supérieure à 15 °C. Le moût se réchauffe, mais s'il est trop chaud (+ de 35 °C) les levures meurent et le processus est stoppé. La température du vin est donc régulée pour vinifier entre 28 °C et 32 °C pour les vins rouges et entre 18 °C et 20 °C pour les vins blancs.

- L'oxygénation du moût: le remontage permet l'aération en prenant le moût depuis le fond pour le renvoyer au sommet. L'oxygène, indispensable à la survie des levures, favorise les échanges entre les levures et le moût.

– L'éthanol : il perturbe le travail des levures. Au-delà de 14 à 16°GL (= degré Gay Lussac = titre alcoométrique volumique), l'alcool devient nocif pour les levures.

Les levures sont omniprésentes, elles sont présentes sur la pruine de la peau de raisin et sur le matériel des chais. Il existe plusieurs espèces de levures. L'espèce *Saccharomyces Cerevisiae* réalise l'essentiel de la fermentation alcoolique. Les différentes levures, avec leurs propres caractéristiques, engendrent différents effets lors de la fermentation. Certaines produisent plus d'alcool, d'autres agissent sur la formation des arômes ou encore sur la rapidité de la fermentation. L'espèce *Saccharomyces Bayanus* résiste mieux à l'alcool et c'est elle qui termine les fermentations alcooliques. Pour maîtriser la fermentation, des viticulteurs ont parfois recours à des levures sélectionnées et cultivées. Ces levures sèches actives (à opposer aux levures indigènes) facilitent un départ rapide et sécurisent la fermentation. Mais elles peuvent aussi modifier considérablement la palette aromatique des vins.

Au cours de la fermentation, des composés secondaires sont libérés : CO_2, éthanol, glycérols (qui apportent l'onctuosité au vin), acide succinique, acide acétique (l'acide du vinaigre), et des composés aromatiques (les arômes amyliques des vins primeurs).

Fermentation malolactique

L'acide malique est transformé en acide lactique par des bactéries anaérobies, les bactéries lactiques (ex : *Oenococcus oeni*). Cette étape permet une diminution de l'acidité, une stabilisation et un assouplissement du vin. Elle intervient après la fermentation alcoolique. Elle produit aussi du gaz carbonique. Les bactéries diminuent l'acidité les années où les raisins ont eu du mal à arriver à maturité. La consommation de 1 g/l d'acide malique fait chuter l'acidité totale de 0,4 g/l. La qualité est ainsi constante d'une année à l'autre.

Une fois la fermentation terminée, les bactéries peuvent s'attaquer à l'acide tartrique, au glycérol, aux pentoses, et faire apparaître des défauts. Il faut donc éliminer les bactéries lactiques par chauffage, sulfitage, filtration, ou addition de lysozymes. Cette étape amène généralement des arômes lactés/beurrés. Le diacétyle, produit secondairement, a une odeur de beurre assez agréable à faible dose. Au-delà de 4 mg/l, l'odeur devient désagréable, rappelant le beurre rance. La fermentation malolactique se repère avec l'odorat. Les arômes grillés, de torréfaction, de miel sont accentués. Les champagnes qui n'en subissent pas ont une plus grande fraîcheur aromatique, avec des notes de fruits (poire, pomme, agrumes).

Cette seconde fermentation a tendance à accélérer l'évolution d'un vin et confère au produit fini une stabilité biologique et un meilleur profil organoleptique. Le plus souvent, elle intervient spontanément dans un délai variable, à défaut on peut ensemencer avec des bactéries sélectionnées.

> La différence entre vins rouge, blanc et rosé :
> La fabrication du vin blanc ne comporte pas de phase de macération (mettant en contact le marc qui est riche en polyphénols, avec le jus), seules les parties pauvres en polyphénols sont utilisées lors de la production de ce vin. Il en est de même pour le champagne et pour le rosé où l'étape de macération est bien plus courte : quelques heures seulement.
> Les polyphénols sont essentiellement retrouvés dans le marc de raisin puisque ces molécules s'accumulent majoritairement au niveau de la peau et des pépins du raisin. Il est à noter que les quantités varient en fonction du cépage, par exemple les cépages rouges se distinguent par rapport aux cépages blancs, car ils possèdent des flavonols trisubstitués : la myricétine, la laricitrine et la syringetine glucosylé. Contrairement aux raisins blancs qui ne possèdent pas de flavonoïde hydroxylase nécessaire à la formation de ces molécules.
> Pour information, en ce qui concerne le jus de raisin, les raisins sont pressés sans macération et il est généralement pasteurisé. Or, cette étape est extrêmement délétère pour les polyphénols puisqu'ils sont thermo-

sensibles. De plus, ce jus est très riche en sucres rapides qui sont nocifs. Un verre de jus de raisin n'est donc pas l'équivalent santé d'un verre de vin.

Élevage

Au cours du processus de vinification, les vins de presse et vins de goutte vont être déposés dans des fûts pour maturer le vin. Selon les vins, l'élevage oscille entre 6 et 24 mois, parfois plus. La mise en fût permet non seulement d'apporter une palette aromatique au vin grâce à son caractère boisé, mais aussi de l'oxygéner grâce à la porosité du bois. En effet, la micro-oxygénation à travers les pores du bois permet une polymérisation des polyphénols (catéchines et anthocyanes) aboutissant à des tanins condensés qui sont antioxydants, donnant au vin son pouvoir de vieillissement et stabilisant la couleur. Pour les vins de qualité ordinaire, cette étape se fait de moins en moins et le vinificateur les conservera plutôt en cuve en attendant la mise en bouteille. La cuve n'apportera aucun changement quant à la qualité du vin.

Soutirage

Après des mois d'élevage, des particules végétales ou de levures mortes se forment (les lies) et sédimentent au fond de la cuve. Le contact prolongé avec ces particules risquerait d'altérer les arômes du vin. L'enjeu de ces soutirages successifs est d'éliminer ce dépôt. Le vin est écoulé par gravité d'un fût à l'autre par le trou facial du tonneau, l'esquive. Lorsque le vin est élevé en cuve, il est soutiré soit par gravité soit par pompage. Soutirage après soutirage, le vin trouve sa finition limpide et brillante.

Le premier soutirage, réalisé à l'air libre, consiste à éliminer le gaz carbonique et débarrasser le vin des levures, bactéries mortes et cristaux d'acide tartrique. Les autres soutirages, pratiqués à l'abri de l'air, sont régulièrement effectués pour donner un vin limpide.

Le contact avec l'oxygène permet de stabiliser la couleur et favorise l'évolution des tanins, qui deviennent alors moins astringents et plus souples. En revanche, l'excès d'oxygène nuit aux propriétés organoleptiques du vin. Pour éviter cela, les cuves peuvent être remplies d'un gaz inerte comme l'azote, sans action sur le vin, qui assure une protection contre l'oxygène.

Sulfitage

Bien que controversés, les sulfites sont d'une aide importante pour la stabilité du vin. On entend parler d'allergie aux sulfites, mais il s'agit plutôt d'intolérance et de problèmes de gueule de bois. De plus, un élevage long en fût détruit les éventuels pesticides présents dans le jus de raisin.

La substance chimique (SO_2 ou dioxyde de soufre) possède plusieurs propriétés :

- Décolorant : l'effet du SO_2 est exploité pour préserver la couleur du vin. Elle agit par réduction chimique des composés bruns issus des oxydations (exemple : quinolone, anthocyane, tanins). Lorsque le SO_2 disparaît, la coloration initiale revient par oxydation.
- Extracteur de couleur : le sulfitage des vendanges sert à accélérer la destruction des parois cellulaires des pellicules de raisins et donc permet une meilleure extraction des polyphénols.
- Clarifie le vin : c'est un retardateur de fermentation. Donc avant de franchir l'étape de réaction avec les levures, on laisse le temps aux particules de raisins de sédimenter pour rendre le vin clair.
- Antioxydasique et antioxydant : le SO_2 permet d'éviter l'oxydation des composés du vin causée par un enzyme appelé oxydase. Ceci afin de préserver les composés aromatiques et phénoliques de leur dénaturation lors du contact du vin avec l'air. Il protège aussi le vin des oxydations chimiques pouvant survenir en bouteille.
- Toxicité : comme tout autre produit, le SO_2 a une certaine toxicité variable selon la dose et les individus. Le « SO_2 œnologique » présente des risques par ingestion.

La toxicité aiguë définie par une dose létale de 1,5 g/kg le place dans la catégorie des produits « dangereux - peu dangereux » selon la classification de l'OMS.

La toxicité chronique est définie par la dose journalière admissible de 0,35 mg/kg/jour, soit 24,5 mg/jour pour une personne de 70 kg. Les effets physiologiques du SO_2 se manifestent par la destruction de la thiamine (vitamine B1) et un effet mutagène à très forte concentration (64 g/l). Le SO_2 est rapidement détoxifié par transformation en sulfates.

Le vinificateur contrôle régulièrement le taux de sulfites durant les différentes étapes de la vinification : de l'élevage en cuve à la filtration jusqu'à la mise en bouteille.

Collage

Le collage a pour objectif d'atteindre la parfaite limpidité du vin pour le préparer à la mise en bouteille. Cette sédimentation naturelle et dynamique se fait par addition d'une source de protéines (blanc d'œuf[10]) au contact du vin. Le complexe ainsi formé s'épaississant, il se dépose progressivement au fond de la cuve ou du fût.

Filtration - mise en bouteille

Une fois le vin débarrassé de toutes traces indésirables, le produit fini est prêt à être introduit et conservé en bouteille.

Ce que nous avons décrit auparavant est la méthode traditionnelle, certains utilisent d'autres techniques afin d'obtenir d'autres types de vins :

– La macération carbonique est une technique de vinification où la production d'alcool se fait dans un premier temps sans intervention fermentaire des levures, mais par déclenchement du métabolisme anaérobie du raisin en l'absence d'oxygène. Cette cuvaison dure 8 à 15 jours et nécessite de mettre dans une cuve hermétique les grappes de raisins entières non égrappées et non foulées. Puis la cuve est vidée, la vendange pressée, le vin de presse (jus issu du pressurage du marc) et le vin de goutte (jus qui s'écoule naturellement de la cuve) sont assemblés et

10. C'est d'ailleurs pour cette raison que de nombreux desserts à base de jaunes d'œufs, notamment le cannelé de Bordeaux, ont été créés à cette période-là de l'année. Il faut 8 blancs pour un fût de 225 litres.

vont ensuite subir une fermentation alcoolique normale, puis une fermentation malolactique. Cette fermentation permet d'obtenir certains arômes (surtout utilisée pour les primeurs du beaujolais).

Pour les nouvelles technologies employées lors de la vinification, l'objectif est d'endommager les membranes cellulaires afin de libérer les composés phénoliques avec plus ou moins de succès :

- Thermovinification : cette technique consiste à chauffer la vendange fraîche à 70-75 °C pendant 30 à 40 minutes. Elle donne des vins moins riches en tanins qu'une vinification classique, avec une couleur en général peu stable.
- Thermo-détente : cette technique consiste à appliquer une surpression (de 1 à 5 bars) à une vendange chauffée au préalable à 65-80 °C.
- Flash-détente : il s'agit d'une technique extractive qui consiste à soumettre une vendange chauffée à 90 °C, à une mise sous vide instantanée (50 – 60 hPa). La brusque vaporisation de l'eau contenue dans la baie et en particulier dans la pellicule provoque une déstructuration tissulaire qui va favoriser les phénomènes d'extraction des composés pelliculaires. Cette vaporisation est la conséquence de la mise sous vide instantanée qui refroidit toute la vendange à environ 30 °C.
- Utilisation d'enzymes pectolytiques : ces préparations commerciales miment et amplifient les réactions de macération traditionnelles de la vinification. Elles dégradent les éléments constitutifs de la baie de raisin et permettent aux polyphénols d'être libérés dans le moût.
- Utilisation des ultrasons : ce procédé permet d'extraire des molécules de faibles poids moléculaires tels que les flavonoïdes. Il a également l'avantage, contrairement aux méthodes d'extraction à hautes températures (thermovinification et macération pré-fermentaire à chaud), d'éviter la dégradation des composés thermosensibles. Cependant, les ultrasons à haute puissance peuvent provoquer une altération de la qualité du vin.
- Macération pré-fermentaire à froid : cette technique optimise l'extraction des polyphénols en maintenant le

marc et le moût à basse température (5 à 15 °C) jusqu'à 6 jours, avant d'effectuer la fermentation alcoolique. C'est une alternative améliorant l'extraction des polyphénols et particulièrement des anthocyanes. Elle est cependant coûteuse et très énergivore.

Ces techniques vont permettre d'extraire de la couleur en libérant les anthocyanes mais détruisent les tanins et donc permettent l'obtention de vins plus légers et faciles à boire rapidement. Et c'est ce que le client demande, puisque les citadins ne possèdent plus de cave pour laisser vieillir leurs précieux flacons. Ces procédés ne permettent pas d'obtenir des vins de garde.

> Or c'est bien les vins de garde qui sont bénéfiques pour notre santé, car c'est la qualité des polyphénols qui fait que le vin va se conserver dans le temps. Et si les polyphénols extraits par la vinification traditionnelle permettent une longue conservation, le fait de les ingérer nous permet de vivre plus longtemps. On pourrait résumer ceci par « buvons peu mais buvons mieux pour vivre vieux ! »

Les grandes étapes de fabrications d'un vin rouge

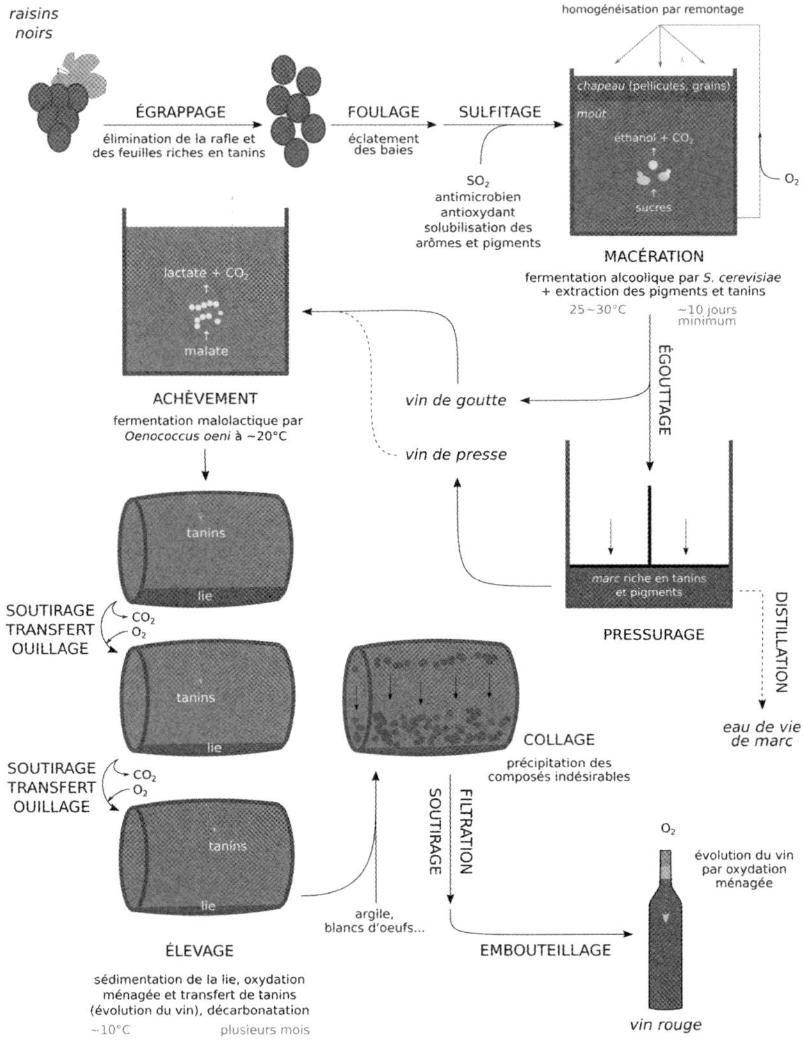

© Mathias Penot/Planet-Vie

Bibliographie

1. Fournioux JC. *Morphologie et anatomie de la vigne.* s.l. : Éditions Feret, 2011.

2. Casamayor P. *Les livres du vin : le vin en 80 questions.* s.l. : Hachette Pratique.

3. Faivre H. *Le vin de la vigne au verre.* s.l. : Éditions Feret, 2015

4. Max Leglise. *Les méthodes biologiques appliquées à la vinification & à l'œnologie : Vinifications & fermentations,* t. 1, Paris, Le courrier du Livre, 1994, 137 p.

7.
LES COMPOSÉS DU VIN

Plus de mille composés sont identifiés dans le vin. (1)

L'eau

Elle représente 85 à 92 % du volume du vin. Soit 600 g pour une bouteille (75 cl).

L'Agence nationale de sécurité sanitaire de l'alimentation, de l'environnement et du travail (ANSES) recommande de boire 1,5 l d'eau par jour, faites le calcul...

Les alcools

Les alcools participent à la viscosité, au moelleux et au gras des vins. Il en existe une quarantaine. Mais quand on parle d'« alcool », c'est de l'éthanol dont il s'agit.

L'éthanol (CH_3-CH_2-OH)

Il est le constituant le plus important après l'eau. Il représente 8 à 18 % du volume total. L'éthanol est un alcool primaire, liquide, incolore et miscible à l'eau.

> L'éthanol permet de solubiliser certains composés très importants comme les polyphénols et permet d'exalter les constituants volatils aromatiques. Il apporte ainsi d'importantes propriétés organoleptiques. Son rôle est également majeur en ce qui concerne l'action du vin sur la santé. Il a une saveur « sucrée » perceptible dès 4 % vol, puis dès 10 % vol c'est plutôt une sensation de « chaleur » qui devient « brûlante » à partir de 15 % vol. Cette sucrosité joue un rôle gustatif essentiel. L'étha-

nol a aussi un rôle antiseptique, il inhibe le développement ou détruit de nombreux micro-organismes.

Le méthanol (CH_3-OH)

C'est un alcool primaire, liquide, léger, volatil et miscible à l'eau. Il est inflammable. Il a une odeur caractéristique, plus douce et plus sucrée que celle de l'éthanol. Le méthanol, ou alcool méthylique, n'est pas formé par la fermentation alcoolique, à partir des sucres. Dans les vins, il est formé à partir des pectines du raisin par voie enzymatique. Une enzyme, la pectine méthylestérase, hydrolyse les pectines avec libération de méthanol. La teneur en méthanol des vins varie de 40 à 150 mg/l. Au-delà de 500 mg/l, le vin est impropre à la consommation. Cet alcool est toxique, il participe aux effets secondaires des lendemains d'excès d'alcool, « la gueule de bois ».

Les polyols

Ils possèdent plusieurs fonctions alcool (OH). Ils participent au pouvoir sucrant des moûts et des vins. Le glycérol et le 2,3butanediol sont formés, au cours de la fermentation glycéropyruvique, en début de fermentation alcoolique.

Le glycérol ou glycérine (CH_2OH-CHOH-CH_2OH)

Le 1,2,3-propanetriol est un liquide visqueux à température ambiante. Il est miscible à l'eau et à l'éthanol. Sa saveur est sucrée. Le glycérol est formé au début de la fermentation alcoolique. Sa formation dépend de la quantité initiale de sucre, de la nature des levures et des conditions de fermentation (température, acidité, aération et sulfitage). Dans le vin, sa concentration est comprise entre 5 et 10 g/l voire 20 g/l pour les vins blancs liquoreux issus du raisin botrytisés (pourriture noble). Il est le troisième constituant du vin après l'eau et l'éthanol. Il participe à la sensation de moelleux perçue à la dégustation.

Le 2,3butanediol ou 2,3butylène glycol (CH_3-CHOH-CHOH-CH_3)

Cette substance cristalline incolore est souvent liquide (point de fusion à 23 °C). Le 2,3butanediol est soluble dans l'eau et dans l'alcool. Il provient de la réduction de l'acétoïne, obtenue par condensation de deux molécules d'éthanal. Sa concentration augmente en fonction du degré de pourriture de la vendange, mais elle reste inférieure à 1 g/l. Il possède une saveur sucrée amère. Il n'est pas attaqué par les bactéries.

L'inositol

Le plus répandu dans les vins est sous forme méso-inositol. Ce facteur de croissance est essentiel pour certaines levures. Sa concentration est proche de 0,5 g/l. Il est un constituant important du vin.

Le mannitol

Au-dessus de 30-35 °C, les levures sont paralysées. La fermentation est alors stoppée. Les bactéries lactiques se développent et attaquent le glucose et le fructose en donnant de l'acide lactique, de l'acide acétique et du mannitol à partir du fructose. Une concentration de mannitol supérieure à 100 mg/l est anormale.

Les glucides

Ils sont nombreux et présents dans tous types de vin. Leur quantité peut atteindre 300 g/l dans un vin liquoreux (2 g/l dans un vin sec). Ils jouent un rôle important dans le goût du vin. Ils participent à la viscosité du vin. L'association alcool-sucre donne le moelleux et le gras au vin.

Les hexoses

Les deux principaux sont les D-glucopyranose ou glucose et le D-fructofuranose ou fructose. Ces sucres sont fermentescibles. Le D-galactose, non fermentescible, est présent en plus faible concentration. Le glucose prédomine dans le raisin vert puis lors de la maturation, la quantité de fructose augmente. Dans le jus de raisin, leur concentration varie de 150 à 350 g/l. La fermentation transforme ces sucres en alcool. Le glucose est plus rapidement consommé que le fructose. La concentration de glucose dans le vin est faible, elle est comprise entre 0.2 et 0,6 g/l (vin rouge et blanc sec). Leur quantité et proportion dans le vin varient en fonction du degré de fermentation.

Les pentoses

Leur présence dans les vins est faible. Ils ne sont pas fermentés par les levures. Ils sont plus abondants dans les vins rouges, notamment dans les vins de presse. Les parties solides de la vendange, pellicules et rafles, sont plus riches en pentoses que la pulpe.

- L-arabinose : présent dans tous les vins à des concentrations variant de 260 à 1650 mg/l
- D-xylose : souvent présent à des concentrations comprises entre 0 et 440 mg/l
- D-ribose et L-rhamnose : teneurs voisines de 100 mg/l

Les acides uroniques

Ils sont obtenus par oxydation de la fonction alcool du dernier carbone des oses simples en fonction acides. L'oxydation du D-glucose produit l'acide D-glucuronique, celle du D-galactose, l'acide D-galacturonique. Ces deux acides uroniques sont présents dans des proportions de 0 à 400 mg/l. L'acide galacturonique proviendrait aussi de l'hydrolyse des pectines (polymères d'acides galacturoniques) par des pectinases.

Les oligosides

Le saccharose est un diholoside présent dans le moût à des concentrations de 2 à 5 g/l. Dès le début de la fermentation, il est hydrolysé par l'effet de l'enzyme invertase en un mélange équimolaire de glucose et de fructose appelé sucre inverti.

L'invertase est produite par les levures ou présente dans les débris cellulaires des grains. Le saccharose est utilisé pour l'enrichissement des moûts afin d'augmenter la teneur en éthanol. Ce procédé, appelé chaptalisation, est surtout réalisé dans les régions où les conditions climatiques limitent la formation naturelle de sucre dans le raisin. Il fait l'objet d'une réglementation précise.

Les polysaccharides

Ces composés complexes, polymères de plusieurs oses ou monosaccharides, appartiennent à la fraction macromoléculaire du vin. Les polysaccharides du vin proviennent de la paroi cellulaire des baies de raisin et de la paroi des levures.

Ils peuvent être responsables de la formation de troubles dans les vins. Ils participent également au moelleux des vins, notamment ceux élevés sur lies.

Les principaux sont :

- Les arabinogalactanes, polymères d'arabinoses et de galactoses
- Les rhamnogalacturonanes, polymères de rhamnose et d'acide galacturonique
- Les arabinanes, polymères d'arabinoses
- Les mannoprotéines, polymères de mannoses et de protéines, sont d'origines levurienne

La quantité de polysaccharides d'un vin varie de 0,2 à 1 g/l.

Les acides organiques

Ces éléments sont essentiels dans la constitution des vins. Leur nature et leur concentration déterminent l'équilibre acido-basique. Ils participent aux qualités organoleptiques et à la couleur d'un vin.

L'acide tartrique COOH-CHOH-CHOH-COOH

Cet acide est spécifique au vin et au raisin. Il apporte des arômes métalliques. Il est l'acide le plus important des vins. Le pH du vin dépend beaucoup de l'acide tartrique. Sa concentration diminue par précipitation de bitartrate de potassium au cours de la fermentation et sous l'action du froid, puis plus lentement par précipitation de tartrate de calcium.

La maladie de la tourne correspond à la transformation de l'acide tartrique, attaqué par des bactéries lactiques, en acide lactique.

Sa présence n'altère pas la qualité du vin.

L'acide malique $COOH\text{-}CH_2\text{-}CHOH\text{-}COOH$

Cet acide est très répandu dans le règne végétal. Sa concentration diminue au cours de la maturation du raisin, puis pendant la fermentation alcoolique et lactique.

En œnologie, son dosage est important. Il permet de définir l'état de maturité du raisin. L'acide malique est responsable du caractère sévère des vins jeunes.

L'acide citrique

Les teneurs en acide citrique des vins sont variables. Les vins rouges peuvent en être dépourvus. Il se retrouve en quantité dans les moûts concentrés par la pourriture. Les bactéries lactiques transforment l'acide citrique en acide acétique.

L'acide citrique possède la propriété de complexer le fer. Il est utile dans le traitement de la casse ferrique. Il est parfois utilisé pour remonter l'acidité et ainsi améliorer l'acidité gustative d'un vin, notamment dans les vins blancs.

Autres acides

- L'acide oxalique est normalement présent dans le vin à l'état de complexe ferrique.
- L'acide ascorbique disparaît au cours de la vinification.

D'autres acides proviennent des fermentations :

- L'acide succinique $COOH\text{-}CH_2\text{-}CH_2\text{-}COOH$ obtenu lors de la fermentation alcoolique.
- L'acide lactique $CH_3\text{-}CHOH\text{-}COOH$ formé lors de la fermentation malolactique.
- L'acide acétique $CH_3\text{-}COOH$, principal constituant du vinaigre, obtenu par la fermentation acétique de l'éthanol en présence de *Mycoderma aceti*. C'est un défaut, il doit être présent en très faible quantité dans le vin, sinon on trouvera le vin trop « piqué ».

Les matières minérales

Au cours de la vinification, la composition minérale évolue.

Les anions

- Chlorures : la teneur est variable, souvent inférieure à 50 mg/l.
- Sulfates : une petite quantité de sulfates provient du raisin. La teneur en sulfates de potassium K_2SO_4 est comprise entre 0,1 et 0,4 g/l. Les sulfitages successifs l'augmentent.
- Phosphates : on trouve naturellement les formes minérales et organiques (0,15 à 1 g/l dans les vins rouges, 0,07 à 0,5 g/l dans les vins blancs). L'ajout de phosphates facilite la fermentation (phosphate et glycérophosphate d'ammonium, phosphate de calcium). La casse phosphatoferrique, une précipitation de phosphate ferrique, est facilitée par une teneur élevée en acide phosphorique.
- Nitrate : traces uniquement (<mg/L)
- Brome : toujours associé au chlore, sous forme de traces
- Iode : présent dans tous les produits végétaux, taux inférieur à 0,5 mg/l
- Fluor : quantité minime, de l'ordre du mg/l
- Silicium : sous forme d'oxyde SiO_2, la silice
- Bore : sous forme d'acide borique BO_3H_3, entre 11 et 28 mg/l.

Les cations

- Potassium : teneur de l'ordre de 1 g/l, plus abondant dans les vins rouges que les blancs
- Sodium : entre 10 et 40 mg/l
- Magnésium : teneurs entre 60 et 150 mg/l. Les sels de magnésiums sont solubles
- Calcium : moins présent que le magnésium. Sa concentration varie en fonction du pH et du titre alcoolique. La solubilité du tartrate de calcium diminue avec la teneur en

alcool. Les vins blancs contiennent plus de calcium que les vins rouges.

- Fer : présent en petites quantités. Les vins maintenus à l'abri de l'air ne renferment que du fer à l'état ferreux (Fe^{++}). L'aération oxyde le fer qui passe à l'état ferrique (Fe^{+++}). Lorsque les concentrations atteignent 10 à 20 mg/l, le fer est capable de précipiter la matière colorante (le fer réagit avec les anthocyanes, on appelle ce phénomène la casse bleue), lorsqu'il réagit avec l'acide phosphorique, il produit la casse blanche.

- Cuivre : présent en quantité dans le moût. Le cuivre agit comme catalyseur, il favorise ainsi l'oxydation du fer et la casse blanche. Il est éliminé par traitement au ferrocyanure de potassium ou monosulfure de sodium qui le précipite à l'état de sulfure. Ainsi le vin n'en contient que 0,2 à 0,3 mg/l.

- Manganèse : faiblement présent dans tous les vins. La pellicule est plus riche en manganèse que la pulpe. Les vins rouges contiennent donc plus de manganèse.

Métaux

Ces métaux sont issus du sol ou de certains procédés technologiques, ou encore de traitement des sols.

- Aluminium : <10 mg/l
- Argent : ~ 0. 1 mg/l
- Arsenic : ~ 0.01 à 0,02 mg/l. Ingestion dangereuse à partir de 1 mg/l
- Cadmium : < 10 µg/l
- Chrome : ~ 20 µg/l
- Mercure : < 5 µg/l
- Nickel : ~ 20 µg/l
- Plomb : ~ 0.1 à 0,4 mg/l
- Zinc : ~ 0.15 à 4 mg/l

Substances azotées

Leur rôle est important dans les fermentations, le développement microbien et la limpidité. On en retrouve quelques grammes par litre dans les vins rouges.

L'azote est présent sous forme minérale, l'ammonium NH_4^+ ou à l'état organique, les protides.

Protéines

Elles sont présentes en faibles quantités. Dans les vins rouges, elles sont précipitées par les tanins. Dans les vins blancs, elles peuvent provoquer certains dépôts. Pour la casse protéique, on traite ces vins à la bentonite (argile aux propriétés colloïdales).

Polypeptides

Plus petits que les protéines, ils représentent des groupements d'acides aminés plus ou moins polymérisés et des protéines plus ou moins dégradées. Ils sont traités par le sulfate d'ammonium à saturation, les tanins ou l'acide phosphotungstique pour les précipiter.

Acides aminés (NH_2-R-COOH)

Trente-deux acides aminés ont été identifiés dans le vin mais leur présence est irrégulière.

Dans les vins, la teneur en azote varie de 0,5 à 4 g/l.

Composés odorants et volatils

Ils participent à la richesse et la complexité du vin. On trouve des esters, des aldéhydes, des alcools, des acides gras, des terpènes dont :

- Acétate d'isoamyle donne les notes de bonbon anglais
- Alcool phényléthylique, les notes de rose
- Aldéhyde cinnamique, les notes de cannelle
- Glycyrrhyzine, celles de réglisse
- TCA ou 2,4,6-trichloroanisole responsable du goût de bouchon (apporté par le bouchon, c'est un défaut majeur dans le vin)

Ces substances participent à l'arôme des vins.

Les vitamines

Le vin contient plus de vitamines que le jus de raisin.

Le βcarotène, provitamine A, présent dans le raisin, est dégradé par la lumière et par des oxydases. Ses fragments sont solubles, volatils et odorants.

Seules les vitamines hydrosolubles sont présentes : la vitamine C, les vitamines B et le facteur vitaminique P représenté par les flavonoïdes. Le vin est l'aliment le plus riche en facteur vitaminique P. L'acide ascorbique est présent naturellement dans le raisin et dans le moût. Il est parfois ajouté au moût pour le préserver des oxydations.

Les composés phénoliques

Les polyphénols sont présents dans tous les végétaux, dans les racines, les tiges, les fleurs, les feuilles et les fruits. Ils participent aux défenses des plantes. Les composés phénoliques sont des produits secondaires du catabolisme des sucres, les enzymes clés de leur biosynthèse sont présentes très tôt dans le développement du raisin.

Les composés les plus simples (un seul cycle benzénique) sont issus de la condensation de l'érythrose-4-phosphate avec l'acide phospoénol-pyruvique. Cette voie de biosynthèse, nommée voie de l'acide shikimique, conduit à la fois aux acides benzoïques et cinnamiques mais aussi aux acides aminés aromatiques (phénylalanine et tyrosine). Les stilbènes et les flavonoïdes sont synthétisés par la voie de la phénylalanine/polymalonate, la dernière étape menant aux stilbènes est catalysée par la STS (stilbène synthase) tandis que pour les flavonoïdes, il s'agit de la CHS (chalcone synthase).

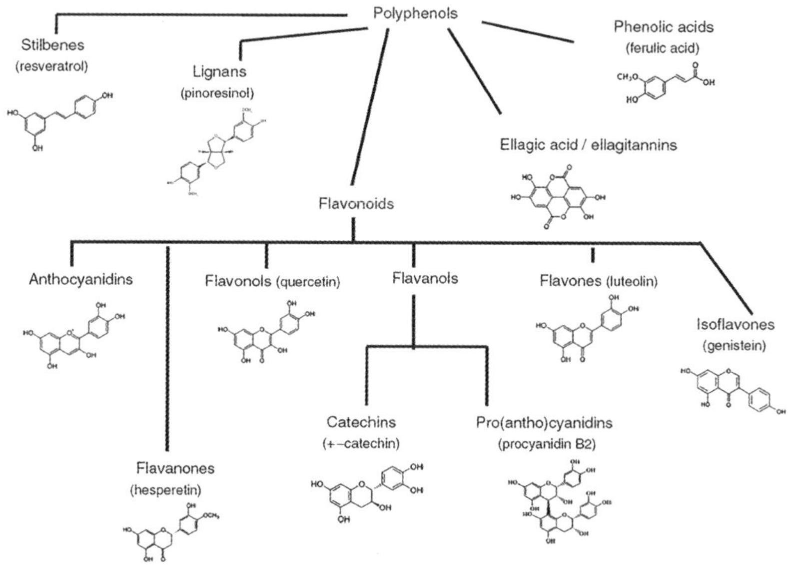

La synthèse des composés phénoliques en réponse à une infection est un système de défense active de la plante nommée réponse phytoalexique. Les stilbènes sont les molécules les plus importantes, le plus étudié est le resvératrol, produit suite à une attaque fongique grâce à l'activation du stilbène synthase. Le resvératrol et d'autres dérivés inhibent la formation des conidies (spores assurant la multiplication asexuée des champignons) et le développement des mycélia (appareil végétatif des champignons). Il faut noter que les baies vertes possèdent une forte capacité de réponse à une infection mais que l'aptitude à synthétiser du resvératrol diminue à la véraison et devient nulle à maturité (2). Les traumatismes superficiels (frottements, piqûres de certains insectes) aboutissent à l'accumulation de flavonoïdes sur la zone traumatisée.

La baie possède, au niveau des couches superficielles, des vacuoles taniques qui constituent un moyen de défense passive de la baie. Les tanins sont capables de former des complexes avec les protéines et notamment avec les enzymes des mycélia libérées lors de la pénétration des champignons. Le nombre de vacuoles taniques diminue au cours de la maturation et entraîne ainsi une plus grande sensibilité des baies mûres aux infections.

Il faut aussi noter que les composés phénoliques jouent un rôle important dans l'attractivité du fruit. La véraison correspond au moment où les pépins deviennent aptes à germer. Les animaux et en particulier les oiseaux voient apparaître des baies dont la coloration varie du rouge au noir, en passant par le mauve, le bleu et le violet, qui contrastent ainsi avec le feuillage vert et leur indiquent la présence de fruits sucrés et nourrissants. La modification des couleurs due aux variations de compositions phénoliques des baies est donc un moyen de dissémination des plants et participe ainsi à la diversité génétique des vignes.

> La petite histoire raconte que les vignes les plus mal exposées et souffrant le plus font les meilleurs baies grâce à leur concentration en polyphénols. Ainsi elles sont plus attractives pour les oiseaux qui mangent préférentiellement leurs raisins et ainsi transportent les bébés (les pépins) sur des sols plus riches et mieux exposés.
> Les polyphénols sont responsables :
> – de la couleur des vins rouges et des vins blancs
> – des caractères organoleptiques : astringence, saveur, dureté
> – des propriétés gustatives (tanins gras, ronds, équilibrés…)
> – des propriétés hygiéniques : effets bactéricides et effets bénéfiques sur la santé
> – des transformations du vin : traitement, vieillissement et évolution de couleurs
> – ce sont de puissants antioxydants

Les flavonoïdes

Les flavonoïdes (*flavus* = jaune) sont les composés les plus abondants parmi tous les composés phénoliques (plus de 4000 molécules différentes). Ce sont des pigments végétaux qui sont responsables de la coloration des fleurs, des fruits et parfois des feuilles. Ils interviennent aussi dans les processus de défense contre le rayonnement UV, les herbivores et les attaques microbiennes. Ils ont tous le même noyau de base, on en dénombre 6 types, voici les plus importants :

Les flavonols

Les flavonols sont des pigments de couleur jaune pâle présents dans les raisins de toutes les variétés. On les retrouve uniquement dans la pellicule de la baie de raisin. Ils sont caractérisés par un hétérocycle oxygéné relativement oxydé. Ils existent principalement sous des formes glycosylées (glucose, xylose, arabinose, galactose, rhamnose). Parmi eux, on trouve principalement la quercétine, et en plus faibles quantités la myricétine, le kaempférol et l'isorhamétine. La teneur des vins en flavonols varie de 10 à 100 mg/kg de baies.

Les anthocyanes

Anthocyane (du grec *anthos*, fleur et *kuanos*, bleu violet) est un terme général qui regroupe les anthocyanidols et leurs dérivés glycosylés. Leur structure de base est caractérisée par un noyau flavonoïde chargé positivement. Ce dernier portera le nom d'anthocyanidine ou d'anthocyanine suivant qu'il soit glycosylé ou non. L'aglycone appelée anthocyanidine, molécule non glucidique, constitue le groupement chromophore (partie d'une molécule responsable de sa couleur) du pigment.

Ils constituent l'un des plus importants groupes de pigments végétaux, responsables de la couleur des fleurs, des fruits et des baies en bleu, rouge, mauve, rose ou orange. Ce sont les pigments responsables de la couleur, notamment celle des vins rouges.

Dans le raisin et dans le vin, on distingue cinq anthocyanines : la malvidine, la péonidine, la delphinidine, la pétunidine et la cyanidine. Elles sont présentes essentiellement sous forme glycosylée en position 3 dans les vins. Par exemple, la malvidine-3-O-glucoside est l'anthocyane majeure des vins de Bordeaux à base de Cabernet sauvignon.

Les anthocyanes, principalement présentes dans la pellicule de la baie, diffusent rapidement dans le moût dès le début de la vinification. Elles sont stockées dans des vacuoles appelées anthocyanoplastes. Leur production est influencée par la lumière. Ces composés sont très sensibles à leur environnement. Leurs couleurs varient en fonction du pH et de la lumière.

Les tanins condensés (flavan-3-ols)

Dans les vins, les flavanols se présentent sous une structure complexe formée d'unités monomériques répétitives, d'oligomères et de polymères.

Les monomères

Il existe des formes dihydroxylées - catéchine et épicatéchine -, et des formes trihydroxylées, gallocatéchine et épigallocatéchine.

Les polymères

Les tanins condensés ou proanthocyanidines sont des oligomères ou polymères de flavan-3-ols. Ils ont la propriété de libérer des anthocyanes en milieu acide et à chaud. Dans le raisin, en fonction de l'anthocyane libérée, on distingue deux types de proanthocyanidines. D'une part, les procyanidines (polymère de catéchines et d'épicatéchines) libèrent la cyanidine; d'autre part, les prodelphinidines (polymères de gallocatéchines et d'épigallocatéchines) libèrent la delphinidine.

Les proanthocyanidines se distinguent par leur nombre d'unités monomériques et le type de liaison les reliant entre elles. Une trentaine de proanthocyanidines dimériques, trimériques et tétramériques ont été identifiées.

Les flavan-3-ols se rencontrent majoritairement sous forme polymérique. Dans les pépins, les tanins sont constitués de procyanidines partiellement galloylées (avec de l'acide gallique, un des tanins du bois). Ceux des pellicules contiennent également des prodelphidines.

Les tanins présentent des caractères d'astringence, d'acidité et d'amertume. Ces composés ont des teintes plus ou moins jaunes. Ils assurent, à la couleur des vins, une stabilisation par la formation de combinaisons tanins-anthocyanes. Leur oxydation entraîne un brunissement. Ce phénomène est à l'origine de l'évolution de la couleur des vins rouges, du rouge vif au rouge mauve puis au rouge orangé.

Leur teneur varie de 1 à 5 g/l dans les vins rouges et de 50 à 200 mg /l dans les vins blancs. Le taux de tanins varie en fonction des cépages et des conditions de vinification.

Les flavanonols

Présents dans la pellicule des raisins, ils dérivent des flavonols par hydrogénation de la double liaison 2-3. Comme de nombreux flavonoïdes, les flavanonols sont présents dans la nature sous forme d'hétérosides :

- L'astilbine ou 3-rhamnoside de dihydroquercétol
- L'engeletine ou 3-rhamnoside du dihydrokaempférol

Les composés non flavonoïdes

Acides phénols

Les acides phénols sont toujours présents dans les vins. Ces molécules incolores et inodores sont les substrats d'activités enzymatiques. Les bactéries et les levures attaquent ces composés et donnent des molécules volatiles et malodorantes. Les acides phénols possèdent également des propriétés antiseptiques qui interviennent dans les propriétés hygiéniques des vins.

Acides hydroxybenzoïques

Ils sont dérivés de l'acide benzoïque. Ces composés sont présents dans les végétaux et les aliments comme dans les épices, les fraises, certains fruits rouges et dans l'oignon. Dans ce dernier, les concentrations peuvent atteindre plusieurs dizaines de mg par kg d'oignons frais. Dans le raisin, le principal est l'acide gallique. On trouve aussi l'acide vanillique, l'acide protocatechique, l'acide salicylique...

Acides hydroxycinnamiques

Le principal représentant de cette catégorie est l'acide caféique que l'on retrouve dans de nombreux végétaux comme la graine de café, la tomate, l'olive ou la pomme. Dans les raisins ils sont en faible quantité sous forme libre ou sous forme d'ester tartrique dans les vacuoles des cellules de la pellicule et de la pulpe. Ils peuvent aussi être des hétérosides de glucose.

Coumarines

Près de 1000 composés coumariniques ont été isolés dans plus de 800 espèces de plantes et dans les micro-organismes. Les coumarines, produites en grandes quantités dans de nombreux végétaux, sont avant tout un système de défense. Ces composés sont connus pour leurs propriétés anti-coagulantes.

Tanins hydrolysables

Les tanins hydrolysables sont des esters d'acides phénoliques (acide gallique ou acide ellagique) asso- ciés à un polyol (le plus souvent du glucose). Ce sont des polymères facilement hydrolysables par voie chimique ou enzymatique (tannase).

Ils sont divisés en deux classes :

- Les gallotanins qui libèrent par hydrolyse à l'eau chaude ou par action enzymatique de l'acide gallique.
- Les ellagitanins qui libèrent par hydrolyse de l'acide ellagique.

Les stilbènes

Les stilbènes sont des phytoalexines. Ils entrent dans les défenses naturelles de la plante. Ces substances sont synthétisées dans la plante lors d'un stress environnemental (blessure, infection, sécheresse). Elles présentent des propriétés antibiotiques et antifongiques.

Plus de 1000 stilbènes et glycosides de stilbènes sont présents naturellement dans le règne végétal. On les trouve dans de nombreuses familles de végétaux supérieurs, mais le raisin est considéré comme la plus importante source alimentaire de ces substances. Dans la vigne, au niveau de la pellicule de la baie, des rafles, des feuilles, et des sarments, et dans le vin, nous trouvons principalement l'isomère *trans-resvératrol* et son dérivé glucosylé le picéide, ainsi que les oligomères, comme le resvératrol trans-déhydrodimère et l'epsilon-viniférine (deux dimères). Ils sont absents dans les pépins.

La molécule de resvératrol (monomère aglycone) a été découverte par un Japonais, en 1940 pour la première fois, puis en 1976 dans la feuille de vigne et en 1992 dans le vin. Le *trans-resvératrol* présente un bon pouvoir antioxydant et a suscité un grand intérêt chez les scientifiques. C'est une molécule simple et facile à obtenir par synthèse chimique, ce qui explique le grand nombre d'études faites à ce jour sur ce polyphénol.

La structure de base du resvératrol est composée de deux cycles aromatiques joints par un pont méthylène, et de trois fonctions phénol. Les deux formes isomères (*cis* et *trans*) ont des propriétés chimiques et biologiques différentes et des inter-conversions *trans/cis* ont été observées en présence de chaleur ou de rayonnements ultraviolets.

> Les vins les plus riches en resvératrol seraient les vins issus des cépages Pinot noir, Merlot et Malbec.

Cette molécule, très soluble dans l'alcool, est extraite en fin de macération alcoolique. Grâce à la macération, le vin rouge peut en contenir jusqu'à 10 g/l.

Les lignines ou lignans et les subérines

Ce sont des précurseurs de polymères pariétaux des plantes constituant des facteurs de défense contre les agents pathogènes.

Les lignines constituent une classe importante de produits naturels dans le règne végétal et seraient formées par polymérisation oxydative de monolignols (monomères) qui sont les 3 alcools p-coumarique, coniférique et sinapique. Ces composés de haut poids moléculaire contribuent à former, avec la cellulose et les dérivés hémicellulosiques, la paroi des cellules végétales.

Les subérines, elles, sont des polyesters des acides férulique et p-coumarique avec des acides aliphatiques.

Évolution des composés phénoliques dans le vin

Certains polyphénols sont spécifiques du vin. Ils apparaissent au cours des étapes de fermentations ou proviennent de l'évolution des polyphénols du raisin. Pendant la vinification et le vieillissement, des phénomènes enzymatiques et chimiques modifient leurs structures. Ces composés phénoliques évoluent par complexation avec des protéines, entre composés phénoliques ou par oxydation.

Par exemple, les procyanidines sont en constante évolution dans les vins. Les réactions les plus connues sont des réactions de combinaison avec d'autres composés, des réactions d'oxydations et des réactions de polymérisation.

Les anthocyanes, responsables de la couleur rouge, sont très réactives mais également très instables. Une réaction classique se produit : l'addition des anthocyanes avec les tanins. L'espèce ainsi formée est un pigment violet. Leur formation explique l'évolution de la couleur des vins au cours du vieillissement.

La perception gustative évolue également. Les sensations d'amertume ou d'astringence des vins jeunes s'estompent. Les vins gagnent en souplesse et en rondeur. Les tanins durs, à la fois amers et astringents, sont issus du raisin. Lors du vieillissement, ils disparaissent grâce à la réaction entre les tanins et les anthocyanes. Les tanins néoformés sont alors plus souples.

Selon le mode d'élevage du vin, de nouveaux composés phénoliques peuvent apparaître. Les lignines, les ellagitanins et les coumarines sont des polyphénols issus du bois. La qualité, la nature, le séchage du bois, le process de fabrication et l'âge des barriques sont des facteurs qui influencent le taux de ces molécules cédées au vin lors de l'élevage en fûts. Il existe deux méthodes pour fabriquer un fût, le cintrage par feu direct ou par la vapeur. Ces deux méthodes apporteront des arômes différents.

Les tanins, polymères de catéchines, ne sont pas exclusifs du vin. Il existe aussi des catéchines dans le thé. Les méthodes traditionnelles de préparation du thé vont aboutir au même phénomène de polymérisation que dans le vin. Au Japon, le thé vert est mélangé à l'eau grâce au «chasen», petit fouet en bambou, qui va provoquer une oxydation et une polymérisation des catéchines. En Afrique du Nord, la technique est de verser plusieurs fois le thé à hauteur pour oxygéner le mélange. C'est de cette manière que les catéchines du thé vont se polymériser et devenir bénéfiques pour notre santé. Mais, sans l'action de l'alcool, les tanins du thé seront moins efficaces. Et pour l'équivalent antioxydant d'un verre de vin, il faudra boire quelques litres de thé !
Pour conclure, le vin n'est pas un alcool comme les autres, c'est une solution hydroalcoolique complexe et antioxydante grâce aux nombreux polyphénols qu'il contient.

Bibliographie

1. Blouin J. *Analyse et composition des vins.* s.l.: Éditions Dunod, 2008.

2. Jeandet, P., Bessis, R., & Gauteron, B. (1991). Production of resveratrol by grape berries in different developpement stages. *Am. J. Enol. Vitic., 42,* 41-49.

8.
L'ALCOOL, CET ENNEMI ?

La consommation d'alcool en France et dans le monde est un phénomène culturel. Pour certains c'est aussi un problème majeur de santé publique. Car consommé de manière excessive, l'alcool tuerait plus de 41 000 personnes par an dans l'Hexagone.

> La dose d'alcool à ne pas dépasser est difficile à définir, on pourrait considérer que cela pourrait être 30 à 40 g par jour, soit environ 3 à 4 verres de vin par jour pour un homme et 3 pour une femme ; cela dépend du poids du sujet.

41 000 morts, finalement, ce n'est pas plus que le nombre de mort subite annuel en France.

Pourtant depuis toujours on trinque avec un verre d'alcool à la main, et surtout en trinquant on dit « à votre santé ». Mais pourquoi trinque-t-on ?

> Au Moyen Âge, l'empoisonnement était la méthode à la mode pour éliminer ses rivaux. Lors de repas officiels entre seigneurs, il était d'usage d'entrechoquer les chopes pour prévenir un possible empoisonnement. On donnait un grand coup contre le récipient de l'autre, afin qu'un peu de liquide s'échappe et se mélange à la coupe de l'autre. Mais à l'époque, les récipients n'étaient pas aussi fragiles que nos verres à vin contemporains. Ce geste permettait de s'assurer qu'aucun traître n'était présent et que l'on mangeait en confiance. En trinquant, il était de coutume de se

regarder dans les yeux afin de percevoir dans le regard de ses convives s'ils étaient venus avec de bonnes intentions. De nos jours, la suspicion a disparu mais la tradition est restée !

Plus récemment, on explique que trinquer permet de mettre les cinq sens en éveil. Lors d'une dégustation, on mire son verre afin de définir la couleur du breuvage, ce qui fait appel à la vue, puis le toucher intervient par l'intermédiaire des lèvres et de la langue. L'olfaction et la rétro-olfaction prennent ensuite le relais. Pour finir, le goût entre en jeu par l'intermédiaire de la langue. Le seul des cinq sens qui manque c'est l'ouïe. Le fait d'entrechoquer les verres comblerait ce manque. Certains disent même qu'on ne trinque pas avec le champagne car l'ouïe est sollicitée grâce à l'effervescence de ce breuvage particulier.

Une chose est sûre, on ne trinque pas avec de l'eau !

L'alcool est, depuis toujours, utilisé pour réaliser des médications comme nous l'avons développé dans la partie historique. Cette « eau de vie » est un élixir.

Mais qu'est-ce qu'un élixir ? Dans le dictionnaire étymologique de la langue française (1), ce terme aurait été utilisé par les alchimistes, et viendrait de l'arabe *al-iksir*, nom de la pierre philosophale, terme arabe lui-même emprunté du grec *ksêron*, « médicament de poudre sèche ». Depuis Paracelse, médecin et alchimiste du XVIe siècle, les pharmaciens lui ont donné le sens de « liquide distillé » ou de « solution dans l'alcool ».

Pendant longtemps, les médications étaient composées de molécules actives dissoutes dans une solution alcoolique. Cette solution pouvait être du vin (fermentation du raisin) ou une fermentation d'autres fruits. L'alcool était le seul moyen de conserver ces molécules actives. Ainsi était composé l'élixir administré aux malades.

Le degré alcoolique d'une boisson alcoolisée correspond au nombre de volumes d'alcool pur contenu dans 100 volumes de ladite boisson ; aussi, 1 litre de vin à 12° contient 12 % d'alcool, c'est-à-dire 120 ml d'éthanol. Sachant que la densité de l'éthanol est de 0,8, la quantité d'éthanol contenue dans 1 litre de ce vin est de 120 × 0,8 = 96 g.

L'éthanol est toujours utilisé comme traitement de l'intoxication au méthanol (présent dans l'alcool à brûler, certains produits de nettoyage, peinture...) ou à l'éthylène glycol (présent dans les antigel par exemple). L'éthanol était aussi utilisé comme tocolytique, c'est-à-dire qu'il permettait d'enrayer les contractions utérines chez les femmes enceintes en travail prématuré.

Métabolisme de l'alcool

L'éthanol, ou alcool éthylique, est un liquide incolore, volatil, inflammable et miscible à l'eau. C'est un psychotrope, et l'une des plus anciennes drogues récréatives consommée sous la forme de boisson alcoolisée. L'éthanol est utilisé par l'industrie agroalimentaire (pour la production de spiritueux notamment), la parfumerie et de moins en moins pour la fabrication des médicaments où il était historiquement utilisé comme solvant.

L'éthanol est rapidement absorbé par diffusion passive au niveau de la muqueuse de l'estomac et du duodénum (intestin proximal). Il est très rapidement distribué dans tous les compartiments hydriques de l'organisme et franchit la barrière fœtoplacentaire.

> Le pic d'alcool dans le sang est atteint en 45 à 60 minutes chez un sujet à jeun et 90 minutes lorsqu'il est consommé au cours du repas. Une fois dans le sang, il est redistribué vers le foie, le cœur, les poumons, les reins et le cerveau. 95 % de l'éthanol est transformé par le foie.
>
> La voie principale de transformation est une oxydation en acétaldéhyde (éthanal) par un alcool déshydrogénase qui est une enzyme possédant un polymorphisme génétique. Le polymorphisme génétique représente la diversité génétique dans une même espèce, cette diversité génétique est une voie d'adaptation au milieu environnemental. Cela explique l'inégalité des sujets devant la vitesse d'élimination de l'alcool et sa tolérance.

Une autre enzyme, l'acétaldéhyde déshydrogénase, transforme l'acétaldéhyde en acétate. L'acétate, sous forme d'acétylcoenzyme A, devient le carburant de nos cellules. Il entre dans le cycle de Krebs[11] qui se déroule dans la mitochondrie (qui est la centrale énergétique de nos cellules) pour produire de l'énergie sous forme d'ATP (adénosine triphosphate), du dioxyde de carbone et de l'eau. L'acétaldéhyde déshydrogénase possède également un polymorphisme génétique et le déficit de l'une de ses formes entraîne une accumulation d'acétaldéhyde toxique pour les cellules.

Pour mémoire, il existe une autre voie induite par la prise répétée d'alcool (la voie du cytochrome CYP2E1), c'est cette voie qui prédomine chez l'alcoolique.

Près de 50 % des Asiatiques ont une acétaldéhyde déshydrogénase inactive incapable de métaboliser l'acétaldéhyde en acétate. L'accumulation d'acétaldéhyde est toxique, elle provoque la « gueule de bois », connue chez les Asiatiques sous le nom de *Asian flush syndrome* associant rougeur de la peau, accélération du rythme cardiaque, essoufflement, céphalée lancinante, confusion mentale et vision floue. D'autre part, l'acétaldéhyde est un cancérigène reconnu (2).

Le disulfirame est un médicament antabuse[12] utilisé chez les alcooliques pour les dégoûter de boire de l'alcool. Le médicament stoppe l'élimination de l'acétaldéhyde en bloquant l'enzyme qui le dégrade, à savoir l'acétaldéhyde déshydrogénase (3). Ainsi il y a une accumulation d'acétaldéhyde (éthanal) toxique pour les cellules et provoque les mêmes symptômes que l'*Asian flush* vu plus haut.

L'éthanol est éliminé en faible quantité dans les urines, la sueur, la peau et le lait maternel. Il est aussi éliminé par les poumons et présent dans l'air expiré, technique bien connue des gendarmes. On peut rappeler que depuis juillet

11. Le cycle de Krebs est un processus métabolique complexe ayant lieu dans toutes les cellules. Il permet entre autres la production d'énergie cellulaire.

12. L'effet antabuse ou syndrome antabuse est une réaction provoquée par l'ingestion d'alcool (ou préparations en contenant), même en faible quantité, chez une personne rendue intolérante à l'alcool par l'exposition à certaines substances médicamenteuses ou non (champignons, produits phytosanitaires, solvants). http://vigitox.cap-lyon.fr/revues/55/articles/280

2015 le taux d'alcool limite autorisé au volant est fixé à 0,5 g par litre de sang ; et 0,2 g pour le permis probatoire.

> Il est possible d'estimer la quantité d'alcool consommé à partir de l'alcoolémie maximale, ou de prévoir l'alcoolémie maximale en fonction des quantités d'alcool ingérées avec la formule de Widmark : alcoolémie (g/l) = alcool pur ingéré (grammes) / (poids corporel (kg) × coefficient de diffusion) (le coefficient de diffusion est de 0,6 pour les femmes et 0,7 pour les hommes). L'élimination de l'alcool est de 0,15 à 0,2 g/l par heure.

Outre les effets toxiques de l'éthanal, il existe d'autres problèmes avec l'alcool.

Effets toxiques de l'alcool

Les habitudes de consommation (à jeun ou non) vont interférer avec les effets de l'alcool sur notre organisme et varient en fonction des cultures. Dans la culture méditerranéenne, la consommation intervient de manière modérée au milieu du repas. Les Anglo-Saxons consomment eux de façon plus importante, en peu de temps et en dehors des repas. (4)

L'alcoolisme chronique consiste en l'absorption régulière de quantités importantes d'alcool (bien supérieure à 40 g/j, c'est-à-dire plus de 4 verres par jour) dont les conséquences somatiques et métaboliques sont graves au bout de quelques années (cela peut prendre dix à vingt ans) : pancréatite, hépatite alcoolique, cirrhose, cancers du tube digestif, troubles psychiques avec anxiété, insomnies, dépression, troubles de la mémoire, troubles mentaux, maladies cardiovasculaires... Cette pathologie toucherait environ 4 millions de Français.

> Le simple test DETA permet d'évaluer son rapport à l'alcool :
> • Avez-vous déjà ressenti le besoin de **D**iminuer votre consommation de boissons alcoolisées ?
> • Votre **E**ntourage vous a-t-il déjà fait des remarques au sujet de votre consommation ?
> • Avez-vous déjà eu l'impression que vous buviez **T**rop ?
> • Avez-vous déjà eu besoin d'**A**lcool dès le matin pour vous sentir en forme ?
> Au-delà de deux réponses positives, on peut suspecter un alcoolisme.

L'alcool a un effet neurotoxique, il active les neurones dopaminergiques. La dopamine est le neuromédiateur du plaisir et de la récompense. Toute consommation d'alcool entraîne l'activation du circuit de la récompense.

Le lobe frontal est sensible aux effets de l'alcool, il est responsable de la coordination motrice volontaire et du langage. Les centres de la mémoire, du raisonnement et de la prise de décision sont aussi localisés dans le lobe frontal.

L'alcool potentialise aussi l'effet du GABA (acide γ-aminobutyrique, de l'anglais *gamma-aminobutyric acid*) qui diminue l'activité des neurones entraînant amnésie et sédation. Le GABA est le principal neurotransmetteur inhibiteur du système nerveux central chez les mammifères, il contrebalance l'effet du glutamate qui est lui un neuromédiateur excitateur.

L'éthanol a des effets psychostimulants, il entraîne une désinhibition à faible dose et un effet sédatif à doses plus élevées (au-delà de 0,50 g/l dans le sang).

Une forte imprégnation entraîne un ralentissement des fonctions cognitives et une altération des fonctions sensorielles et motrices.

L'action sur le système nerveux central explique ses effets anxiolytiques et antidépresseurs que certains consommateurs recherchent.

L'alcool à dose modérée induit une augmentation de la fluidité membranaire qui est bénéfique. Alors qu'une consommation chronique excessive (plus de 40 g par jour soit 4 verres) favorise une intégration des acides gras et du cholestérol, ce qui provoque une augmentation de la rigidité membranaire. La communication entre les cellules est diminuée lorsque les membranes sont trop rigides. Si les membranes sont plus rigides, la même dose d'alcool va avoir moins d'effet sur les cellules. Pour obtenir l'effet désiré, l'alcoolique sera donc obligé de boire davantage d'alcool. C'est le phénomène de tolérance qui est un marqueur de dépendance.

L'alcool, consommé à des doses élevées, peut être responsable d'états comateux mettant en jeu le pronostic vital.

La consommation chronique d'alcool modifie le métabolisme des acides gras dans le foie et provoque trois types de maladies hépatiques :

- une stéatose qui est une accumulation de triglycérides dans les hépatocytes, entraînant une hépatomégalie (foie gras) qui reste réversible
- une hépatite alcoolique qui associe une nécrose hépatocytaire, une réaction inflammatoire et une fibrose, c'est une destruction des cellules du foie
- une cirrhose alcoolique : inflammation chronique irréversible associant des nodules de régénération de petite taille entourés par de la fibrose. Ce stade peut conduire à un cancer du foie. (5)

> Il faut savoir que chaque gramme d'alcool ingéré apporte 7 kilocalories, soit presque 2 fois plus que le sucre. Un verre standard contient 12 g d'alcool, soit 84 kcal. Ces calories vides supplémentaires doivent être intégrées dans la ration journalière.

L'alcool agit sur une hormone anti-diurétique ou vasopressine, en bloquant la réabsorption de l'eau au niveau des reins.

Ainsi, l'alcool accélère la diurèse: les urines sont abondantes et claires. Cela entraîne une déshydratation (sensation de bouche sèche, maux de tête, perte de sodium, de potassium et de magnésium). Le conseil est donc de bien s'hydrater au cours des soirées alcoolisées. Il faut alterner un verre d'alcool et un verre d'eau.

L'éthanol provoque une carence en vitamine B1 (thiamine). Elle se manifeste par des encéphalopathies de type Gayet-Wernicke, des polyradiculonévrites (atteinte des nerfs), etc.

Le catabolisme des vitamines B6 et D est accéléré, l'absorption spécifique des folates et de la vitamine B12 est aussi altérée, alors que l'on note une augmentation des besoins en vitamines B2, B5 et C. La formation des formes actives des vitamines A et D est modifiée. Le métabolisme des vitamines est donc perturbé.

L'alcoolisme entraîne une hypophosphatémie provoquant un déficit énergétique important évoluant vers une myasthénie (faiblesse et fatigue rapide des muscles sous contrôle volontaire), des myalgies (douleurs et courbatures musculaires pouvant aller de légères à sévères), une acanthocytose (rigidité de la paroi érythrocytaire provoquant une anémie par hémolyse) et une encéphalopathie métabolique.

On observe également une augmentation de l'apport en fer entraînant une hémochromatose, une diminution de l'apport et de l'absorption du calcium aboutissant à une ostéoporose. Ces déficits en minéraux bloquent l'activité de nombreuses réactions biochimiques. En effet, ces minéraux fonctionnent comme cofacteur d'enzymes.

Le métabolisme des sucres est perturbé: le transit intestinal est accéléré, l'activité des disaccharidases (enzymes digestives découpant certains sucres, les diglucosides, en sucres simples) est diminuée, réduisant l'absorption des glucides. Les sucres sont rapidement consommés par l'organisme et leur rendement énergétique est diminué par suite de l'inhibition par hypoxie de la glycolyse aérobie (les mitochondries sont asphyxiées). Une hyperglycémie temporaire apparaît, due à la sécrétion d'adrénaline suite à l'agression de la muqueuse digestive par l'éthanol et entretenue par l'acétaldéhyde. L'éthanol inhibe le cycle de Krebs, la néoglucogenèse diminue le capital musculaire et hépatique en glycogène (molécule de stockage des sucres dans le corps, localisée dans les muscles et le foie). Chez l'alcoolique chronique, les apports alimentaires sont irréguliers, et une hypoglycémie survient : c'est la classique hypoglycémie postalcoolique, souvent précédée d'une ivresse et d'un coma.

Le métabolisme protidique est diminué : le catabolisme protéique est augmenté (les muscles sont détruits pour compenser la carence alimentaire, ce qui entraîne un bilan azoté négatif), la synthèse protidique hépatique est diminuée, ce qui entraîne une diminution des protéines (albumine, transferrine...) au niveau sanguin. C'est le stade de la cirrhose avec destruction du foie.

Dans le cerveau, les synthèses protéiques sont également altérées avec une évolution vers la démence alcoolique.

Le métabolisme lipidique se modifie : en cas de consommation raisonnée, on observe une augmentation du cholestérol HDL (le « bon cholestérol ») de l'ordre de 10 à 25 %. L'alcool stimule l'activité de la lipoprotéine lipase et induit l'activité de la CETP (protéine de transfert du cholestérol) facilitant le transfert des esters de cholestérol du HDL vers d'autres lipoprotéines.

En cas d'alcoolisme, on observe une hyperlipoprotéinémie par l'augmentation de la synthèse endogène des triglycérides et du cholestérol dans les entérocytes et le foie, due à la diminution de l'activité de la lipoprotéine-lipase. C'est la stéatose (l'équivalent du foie gras chez les canards).

L'intoxication aiguë à l'éthanol est le plus souvent réversible sans traitement. Les manifestations cliniques débutent par une phase d'excitation psychomotrice caractérisée par une euphorie avec une diminution de l'inhibition, de l'attention, du jugement et du contrôle. Avec l'augmentation de l'alcoolémie survient une phase d'incoordination motrice avec démarche ébrieuse, désorientation et confusion mentale. Enfin, pour des concentrations en éthanol supérieures à 3 g/l, une phase comateuse avec dépression respiratoire. Au-delà de 7 g/l, c'est le décès assuré.

État des lieux sur la consommation d'alcool

Depuis la loi du 10 janvier 1991, dite Loi Evin, la publicité des boissons alcooliques est encadrée. Ces publicités sont interdites à la télévision et au cinéma. Celles autorisées doivent mentionner le degré d'alcool et intégrer le message sanitaire suivant « L'abus d'alcool est dangereux pour la santé ».

Les messages de prévention ont évolué. Jadis nous entendions : « Un verre ça va, trois verres, bonjour les dégâts » ou encore « Deux verres par jour maximum, et dix verres par semaine », désormais le message est « Deux verres d'alcool par jour et pas tous les jours ».

La consommation d'alcool a baissé depuis les années 50, le Français consommait environ 22 litres en 1951, la consommation actuelle n'est plus que de 12 litres d'alcool pur par habitant et par an, soit encore 30 % de plus que la moyenne européenne. Les messages de santé publique semblent avoir impacté cette consommation mais ne touchent pas les bons consommateurs. On estime le nombre de consommateurs réguliers à environ 9 millions. Il existe une frange de très gros buveurs (10 % des 18-75 ans) qui consomment à eux seuls 58 % de l'alcool distribué.

En 2017 (4), 86,5% des consommateurs âgés de 18 à 75 ans ont déclaré avoir bu de l'alcool au cours des 12 derniers mois, dont 40 % au moins une fois par semaine. La consommation d'alcool était plus fréquente chez les hommes et la quantité ingérée était plus importante que chez les femmes :

- 29,8 % des hommes consommaient de l'alcool entre une et trois fois par semaine contre 20,3 % des femmes ;
- 7,6 % des hommes en consommaient quatre à six fois par semaine contre 2,6 % de femmes ;

- 15,2 % des hommes buvaient tous les jours contre 5,1 % des femmes.

La consommation moyenne journalière était de 2,8 verres pour les hommes contre 1,8 pour les femmes.

> Ces moyennes ne reflètent pas la réalité car le message sanitaire n'a réussi qu'à faire diminuer la consommation des petits buveurs, voire les rendre abstinents alors que la quantité consommée par les gros buveurs reste toujours excessive (10 % des buveurs consomment 60 % de l'alcool distribué). N'est-ce pas contreproductif ?

Pour moi, la santé publique devrait passer par l'éducation et non pas par la stigmatisation des comportements à risque.

Alcool : 41 000 décès par an ?

En France, on estime le nombre de morts, directement ou indirectement imputables à l'alcool (5) à 41 000 par an : soit

- 16 000 décès par cancers (dont cancers des lèvres, de la cavité buccale ou du pharynx, de l'œsophage et cancers du larynx, voir chapitre « Vin et cancer ») ;
- 9900 décès par maladies cardiovasculaires ;
- 6800 décès par maladies digestives (cirrhoses, autres maladies du foie et du pancréas) ;
- 5400 décès par causes externes (accidents de la route, suicides) ;
- 3000 décès par troubles mentaux ou du comportement.

On voudrait accuser l'alcool de tous les maux mais dans ces statistiques on ne tient pas suffisamment compte du mode de consommation de ces personnes décédées.

Les hommes et les femmes : égaux devant l'alcool ?

À tous les âges, la mortalité masculine liée à l'alcool est supérieure à la mortalité féminine. On dénombre par an 30 000 décès chez les hommes et 11 000 chez les femmes.

Soit respectivement 11 % et 4 % des décès chez les plus de 15 ans.

Nombre de décès attribuables à l'alcool, par sexe pour les principales maladies liées à l'alcool en 1995 :

Cause de décès	**Hommes**	**Femmes**
Cancers	12 358	3 573
Maladies cardiovasculaires	5 872	4 025
Dont AVC	2 124	1 830
Maladies digestives	4 951	1 829
Dont cirrhoses	1 781	785
Accidents et suicides	4 562	870
Troubles mentaux	1 994	496
TOTAL	**30 350**	**10 730**

> Ces données sont compatibles avec les précédentes, il y a trois fois moins de mortalité chez les femmes car elles consomment trois fois moins d'alcool que les hommes. Mais encore une fois, ce ne sont que des moyennes et on ignore si ces décès concernent des consommateurs modérés ou excessifs.

L'alcool et les jeunes

Une enquête sur la santé et les comportements lors de l'appel de préparation à la défense (ESCAPAD) 2017 (6) a été réalisée auprès de 39 115 adolescents âgés de 17 ans interrogés de manière anonyme. Il en est ressorti les résultats suivants :

- 85,7% des adolescents ont déclaré avoir déjà bu de l'alcool au cours de leur vie ;
- L'usage régulier d'alcool (au moins dix fois dans le mois) concernait 1 jeune sur 10 (8,4%) ;
- 44,0% des jeunes ont admis une alcoolisation ponctuelle importante (API) au cours du mois.

On observe aussi que chez les jeunes la consommation d'alcool est souvent associée au cannabis.

Ces alcoolisations ponctuelles importantes (API) sont appelées *binge-drinking*, dont le but est de s'alcooliser massivement dans un temps très court. Les jeunes recherchent l'ivresse festive qui peut conduire à des conséquences dramatiques : accidents de la route, violences physiques, morales ou sexuelles, coma éthylique, traumatismes... ou encore des décès par trouble du rythme cardiaque et mort subite appelés *holiday heart syndrome*.

Le vin n'est jamais utilisé dans ces soirées. Les boissons consommées sont un mélange d'alcool fort et de boissons sucrées appelées « prémix ». Ces derniers titrent 5 à 7 % d'alcool et leur saveur douce amène à en boire facilement de très grande quantité. Parfois la boisson sucrée ou le soda est remplacé par des boissons énergisantes (contenant des excitants comme la caféine, de la taurine, des vitamines, etc.) qui diminuent la perception des effets de l'alcool sur l'organisme.

> Si au lieu d'interdire complètement l'alcool aux jeunes on les orientait vers une dégustation du vin, une dégustation de plaisir et de convivialité, n'amenant que très rarement vers une alcoolisation aiguë, ces excès pourraient, peut-être, être évités.

Alcool et grossesse

Le message sanitaire actuel est « zéro alcool pendant la grossesse ».

La prévalence du syndrome d'alcoolisation fœtale dans le monde occidental est estimée à 0,5 pour 1000 naissances vivantes. Ce syndrome entraîne un très lourd handicap et doit à tout prix être évité. Les connaissances scientifiques actuelles ne permettent pas de définir une quantité d'alcool qui serait tolérable pour la femme enceinte.

C'est pourquoi les recommandations actuelles déconseillent de boire de l'alcool sous quelque forme que ce soit pendant toute la durée de la grossesse.

Coût sanitaire de l'alcoolisme

Le coût sanitaire de l'alcoolisme est très difficile à estimer. Selon l'Observatoire français des drogues et des toxicomanies (OFDT) (7) :

- Le coût social est évalué à 120 milliards d'euros. Il correspond aux pertes en vies humaines, dégradations de la qualité de vie, perte d'emploi, etc. ;
- Le coût économique est évalué à 4,9 milliards d'euros qui comprend les soins et les campagnes de prévention.

Pour dédramatiser

Nous avons vu que les gros buveurs représentent 10 % de la population générale, soit 6,78 millions de consommateurs. On peut raisonnablement associer les gros buveurs aux 41 000 décès attribués à l'alcool. C'est donc seulement 0,67 % de la population qui est concernée par le problème. Alors pourquoi priver ou culpabiliser les buveurs modérés, les consommateurs « santé » qui représentent la majorité ? Il faut agir sur le problème de la maladie alcoolique, agir sur ceux qui boiront toujours trop avec les conséquences que nous avons décrites.

Bibliographie

1. Oscar Bloch et Walther von Wartburg, *Dictionnaire étymologique de la langue française*, 7e éd., Presses universitaires de France, 1986.

2. Ketan J. Patel, Michael R. Stratton, Serena Nik-Zainal et Sophie Roerink, "Alcohol and endogenous aldehydes damage chromosomes and mutate stem cells", *Nature*, vol. 553, n° 7687, janvier 2018, p. 171-177

3. Wright C, Moore RD, "Disulfiram treatment of alcoholism", *Am. J. Med.*, vol. 88, n° 6, 1990, p. 647-55

4. Richard JB, Andler R, Cogordan C, Spilka S, Nguyen-Thanh V, et le groupe Baromètre de Santé publique France 2017. La consommation d'alcool chez les adultes en France en 2017. *Bull Épidémiol Hebd.* 2019 ; (5-6) :89-97.

5. Bonaldi C, Hill C. La mortalité attribuable à l'alcool en France en 2015. *Bull Épidémiol Hebd.* 2019 ; (5-6) :97-108.

6. « Consommation et approvisionnement en alcool à 17 ans en France : résultats de l'enquête ESCAPAD 2017 », *INVS-Santé publique France* - BEH n° 5-5 - 19 février 2019

7. « *Le coût social des drogues en France* » Pierre Kopp, Observatoire Français des Drogues et des Toxicomanies (OFDT), 2015

9.

VIN ET RÉGIMES SANTÉ

Même si la célèbre citation d'Hippocrate « Que ton alimentation soit ta meilleure médecine ! » est une interprétation incomplète de son traité *De alimento* et plus particulièrement *aliment 19* où il est écrit : « dans l'aliment, médication excellente ; dans l'aliment, médication mauvaise ; mauvaise et excellente relativement », dans l'adage, il n'est repris que la première partie, la seconde partie ayant été complètement oubliée, alors qu'elle dit exactement le contraire, ce qui relativise le propos du médecin de Cos. (1) Depuis toujours, l'homme a essayé de manger mieux pour vivre mieux.

Il est vrai que certains régimes particuliers ont fait preuve de leur efficacité sur la santé et sur la longévité.

Nous en décrirons trois car ils reflètent des habitudes de vie efficaces (que nous pourrions nommer « slow food »), sur lesquelles nous devrions nous interroger plutôt que céder à la facilité de la « fast food » et son cortège de pathologies associées.

Le régime méditerranéen : un modèle d'alimentation santé

Le régime méditerranéen est associé à une baisse de la mortalité et de la morbidité et à une moindre incidence des maladies cardiaques et métaboliques.

Comme toute alimentation santé, ce régime s'intègre dans un art de vivre : une vie simple, sans stress, au soleil, rythmée par le travail, les repas et la sieste.

La diète méditerranéenne regroupe un ensemble de pratiques, de traditions et de savoir-faire représentatifs de l'espace méditerranéen, dont les ingrédients de base sont le pain, l'huile d'olive, le vin, les fruits et légumes, les produits céréaliers et les légumes secs avec une place limitée pour les produits d'origine animale. Ce n'est pas un « régime », mais plutôt une façon de s'alimenter. À opposer aux régimes occidentaux actuels qui sont responsables d'un sur-risque cardio-métabolique et de cancer.

La Grèce antique est le berceau de cette tradition alimentaire, marquée par la triade du pain, de l'olivier et de la vigne mais aussi par une culture du partage et de la commensalité. Ce modèle alimentaire a été repris par les Romains qui l'ont pérennisé dans leur Empire, mais a été oublié depuis.

En 1956, Ancel Keys lance l'étude des 7 pays (2) *(Seven Countries Study)* qui compare des pays méditerranéens et des pays dont le mode de vie est radicalement différent. Le but était de démontrer le rôle de l'alimentation dans la survenue des maladies coronariennes. Cela a permis de redécouvrir les bienfaits du régime crétois (3). Ce dernier se distingue de la diète méditerranéenne par sa frugalité et des aliments spécifiques locaux. Les circuits courts ne sont pas une invention récente.

> Les effets bénéfiques du vin rouge sur les dyslipidémies et les maladies coronariennes, les acides gras polyinsaturés des poissons (oméga-3) et les acides gras mono-insaturés de l'huile d'olive (acide oléique) sont largement prouvés (4).

Les bases du régime méditerranéen

L'alimentation méditerranéenne est diversifiée. C'est l'exemple même de la saisonnalité et du circuit court (on mange des produits locaux et quand c'est la saison). Elle n'est pas identique sur tout le pourtour méditerranéen bien qu'ayant un socle commun composé d'aliments bruts peu transformés :

- Les céréales constituent l'essentiel de l'apport énergétique. Le blé est omniprésent sous forme de pain levé ou non (pain azyme), de galettes et de semoule de blé dur.

- Les légumineuses complètent la portion de protéines : pois chiches, fèves, haricots et lentilles.

- Les légumes et les fruits frais riches en polyphénols ou secs comme les dattes et les figues.

- Les graines, les noix, les oléagineux (amandes), très riches en oméga-3.

Tous les aliments précédents sont source de fibres (sucres lents = glucides complexes).

- Les produits d'origine animale - mouton, agneau, volaille, bœuf, poissons, œufs et porc en l'absence d'interdits religieux - sont consommés en quantités modérées, réduisant ainsi l'apport en acides gras saturés.

- Les produits laitiers de vache, chèvre ou brebis selon les régions, sous forme de fromages, avec une prédilection pour la brebis.

- Les sucres rapides sont évités sauf pour les desserts.

- Les épices, les aromates et les herbes participent à la palatabilité des mets et évitent l'utilisation trop importante du sel.

- Le vin ou le thé sont les boissons de référence, selon les régions et les cultures, et très riches en polyphénols.

- L'huile d'olive est une source d'acides gras monoinsaturés riches en polyphénols. Elle est utilisée abondamment dans les préparations, crue (l'huile consommée crue préserve les polyphénols) ou cuite (l'acide oléique résiste bien à la chaleur et permet la cuisson).

> Le régime crétois n'est qu'une déclinaison de cette diète méditerranéenne. La consommation de pourpier (plante herbacée très riche en oméga-3, utilisée en salade), d'escargots (riche en oméga-3 car se nourrissant de pourpier) et la frugalité en sont la particularité.

Les autres pays du pourtour méditerranéen ont aussi leurs spécificités : le houmous (condiment à base de pois chiches) au Liban, le pain azyme en Égypte ou l'huile d'argan au Maroc.

Qu'est-ce qu'un acide aminé ?

Les acides aminés sont les briques constituant nos protéines. Dans le monde vivant, on connaît quelque 500 acides aminés, dont environ 149 sont présents dans les protéines. Chez l'humain, neuf acides aminés sont considérés comme « essentiels » : le tryptophane, la lysine, la méthionine, la phénylalanine, la thréonine, la valine, la leucine, l'isoleucine et l'histidine.

Un acide aminé « essentiel », ou indispensable, est un acide aminé qui ne peut être synthétisé par l'organisme ou qui est synthétisé à une vitesse insuffisante, et doit donc être apporté par l'alimentation, condition nécessaire au bon fonctionnement de l'organisme. Un acide aminé « limitant » est un acide aminé absent dans un aliment donné.

Dans les régimes végétariens, comme les acides aminés « limitants » diffèrent selon les aliments, il est possible d'associer deux aliments ayant des acides aminés « limitants » différents, afin d'avoir l'ensemble des acides aminés indispensables dans un seul et même plat.

On observe cette pratique dans les plats traditionnels, les repas comportent une combinaison de protéines végétales, c'est-à-dire une association comportant une céréale ou une graminée cultivée dont l'acide aminé « limitant » (AAL) est la lysine (mais, riz, blé, orge, seigle, mil, sorgho, sarrazin...) et une légumineuse ou fabacée dont l'acide aminé « limitant » est la méthionine (pois chiche, haricot, haricot mungo, soja, lentille, fève, graine d'amarante...). C'est l'exemple du couscous, l'association céréale (semoule de blé) et légumineuse (pois chiche) en fait un plat complet du point de vue nutritionnel.

Il existe aussi des graines complètes qui contiennent tous les acides aminés « essentiels » (le quinoa, la graine de cannabis, le chènevis...).

Exemples par zone géographique :

Zone géographique	Céréale (AAL : lysine)	Légumineuse (AAL : methionine)
Civilisations traditionnelles de Méditerranée	blé dur	pois chiche ou fève
Inde	riz	lentille
Andes	maïs	haricot
Amérique centrale, Louisiane	riz, maïs	haricot rouge
Europe du Nord	avoine	pois
Afrique tropicale	millet, sorgho	niébé, pois bambara
Extrême-Orient	riz	soja, mungo, haricot azuki

Ces associations céréales-légumineuses ont un intérêt relatif dans les pratiques alimentaires actuelles où les protéines d'origine animale (qui contiennent tous les acides aminés essentiels) sont en abondance. Il n'y a donc plus de carences. Mais ce régime occidental déséquilibré est la source de beaucoup de maladies actuelles.

Le point commun des habitudes alimentaires de ces différents pays :

- apport important en acides gras monoinsaturés (acide oléique) ;
- équilibre entre les acides gras polyinsaturés de la série n-6 (acide linoléique) et de la série n-3 dits « oméga-3 » (acide alpha-linolénique) ;
- apport réduit en acides gras saturés d'origine animale ;
- apport important en glucides complexes ;
- haute teneur en fibres ;
- richesse en micronutriments grâce aux fruits et légumes, au vin et à l'huile d'olive où dominent les polyphénols ;

▪ faible densité énergétique (apport calorique pour 100 grammes d'aliments) et la haute densité nutritionnelle (apport en vitamines, oligo-éléments et micronutriments pour 100 grammes d'aliments).

Qu'est-ce qu'un acide gras ?

Environ 90 % des graisses alimentaires sont consommées sous forme de triglycérides, eux-mêmes composés d'acides gras et de glycérol. Les acides gras sont formés d'une chaîne d'atomes de carbone dotée de part et d'autre d'un groupement méthyle (CH_3) et d'un groupement acide (COOH). Chaque atome de carbone est lié à un certain nombre d'atomes d'hydrogène, dont le nombre est fonction de la nature des acides gras (saturés ou insaturés).

Les acides gras saturés contiennent le nombre maximal d'atomes d'hydrogène, alors que dans les acides gras insaturés, il manque certains atomes d'hydrogène qui ont été remplacés par des doubles liaisons entre les atomes de carbone.

Un acide gras est dit « monoinsaturé » s'il comporte une double liaison et « polyinsaturé » s'il comporte deux ou plusieurs doubles liaisons.

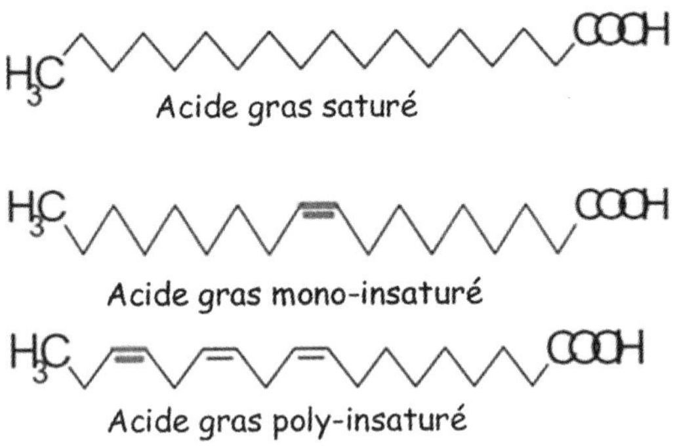

C18:0

C18:1 (n-9)

C18:3 (n-3)

Les acides oméga-3 et oméga-6 sont des acides gras polyinsaturés : la différence tient à la position de la première double liaison. Dans les acides gras oméga-3, la première double liaison se trouve en position 3 à partir du groupement méthyle (oméga), alors que dans les acides gras oméga-6, la première double liaison se trouve en position 6 à partir du groupement méthyle.

FIG. 1 LES ACIDES GRAS OMEGA-3 ET OMEGA-6

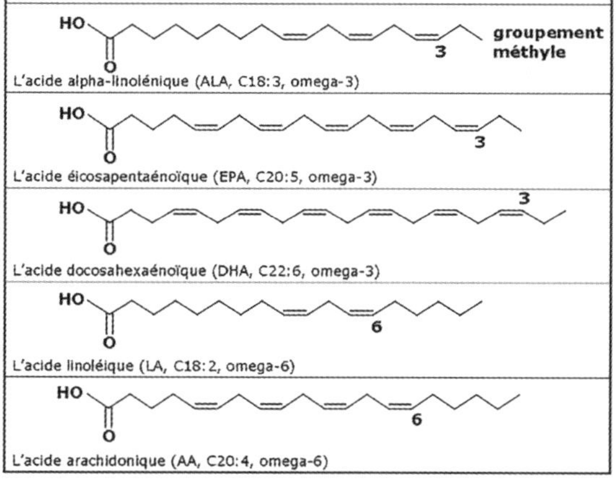

Les acides gras oméga-3 (ω-3) et oméga-6 (ω-6) sont des éléments importants de la membrane cellulaire et ils donnent naissance à de nombreux autres composés dans l'organisme, comme ceux qui interviennent dans la régulation des réponses inflammatoires, des pathologies cardiaques, du diabète, des cancers. Un taux élevé de polyinsaturés et plus encore d'oméga-3 est corrélé à une bonne fonction de la membrane plasmique, cette mosaïque fluide qui est la zone d'échange et de communication entre nos cellules (5).

Le corps humain peut synthétiser l'ensemble des acides gras dont il a besoin, à l'exception de deux: l'acide linoléique (LA), un acide gras oméga-6, et l'acide alpha-linolénique (ALA), un acide gras oméga-3. Ceux-ci doivent être apportés par l'alimentation et font partie des acides gras dits « essentiels ».

Ces deux catégories d'acides gras sont nécessaires à la croissance et à la réparation cellulaire, mais peuvent également être utilisées pour synthétiser d'autres acides gras (comme l'acide arachidonique (AA), qui est synthétisé à partir de l'acide linoléique LA (oméga-6) ; ou l'EPA (acide éicosapentaénoïque) et le DHA (acide docosahexaénoïque) synthétisés à partir de l'acide linolénique ALA (oméga-3)). Toutefois, puisque la transformation de ALA en EPA et DHA est limitée, on recommande de prévoir dans son alimentation des sources d'EPA et de DHA.

> Les acides LA et ALA se trouvent dans les huiles végétales et de graines. Dans notre alimentation, la quantité de LA est généralement bien supérieure à celle d'ALA. L'huile de colza et l'huile de noix sont d'excellentes sources d'ALA.
> L'EPA et le DHA se trouvent dans l'huile de poisson (comme la sardine, le saumon, le maquereau et le hareng).

Une filière oméga-3 existe (ex: http://www.bleu-blanc-coeur.org/) qui privilégie l'alimentation des animaux sous forme de végétaux riches en oméga-3 et de graines de lin. On aura alors de la viande et des jaunes d'œufs riches en oméga-3.

L'acide AA, lui, provient de sources animales comme la viande et le jaune d'œuf, lorsque les animaux sont nourris aux oméga-6 (maïs, tournesol, soja...).

> Il faut savoir que les acides gras oméga-6 sont pro-inflammatoires, alors que les acides gras oméga-3 sont anti-inflammatoires. L'inflammation étant un facteur initiateur de beaucoup de maladies, il faut privilégier les oméga-3 dans notre alimentation.

Dans le corps humain, les chaînes de dégradation des acides LA et ALA passent par les mêmes enzymes, dont l'enzyme delta 6-désaturase. Ainsi, lorsqu'une chaîne est favorisée, les enzymes sont utilisées par elle au détriment de l'autre. Cette «concurrence» est importante pour la santé puisque des apports trop élevés de LA réduisent la quantité de delta 6-désaturase disponible pour le métabolisme de l'acide ALA, ce qui augmente le risque de maladie.

Le rapport oméga-6/oméga-3 est donc le vrai facteur de risque de pathologie cardiaque.

Depuis 150 ans, l'essor des conserves et des plats « industrialisés » a augmenté considérablement le taux d'oméga-6 dans l'alimentation, dégradant dangereusement ce rapport qui atteint 20 ou 30 dans nos populations, avec tout le cortège de pathologies associées : surpoids, obésité, diabète, syndrome métabolique, pathologies cardiaques...

Le concept de rapport « idéal » oméga-6/oméga-3 dans l'alimentation posé, il faut encore penser à équilibrer ses apports, les recommandations sont actuellement de 40 % de lipides dans le bol alimentaire. Il faut donc augmenter la quantité d'ALA, d'EPA et de DHA dans l'alimentation pour obtenir un rapport inférieur à 4 dans les recommandations actuelles et sûrement idéalement de 1. (6)

> Les moyens sont simples : privilégier l'huile de colza (riche en oméga-3) même pour les cuissons car cette huile peut se cuire contrairement aux idées reçues. Beaucoup de végétaux, des noix, des amandes. Consommer des poissons gras de début de chaîne alimentaire (sardines, maquereaux qui seront moins chargés en métaux lourds), qui sont très riches en EPA et en DHA (les sardines en boîte sont un bon compromis, au mieux conservées dans l'huile de colza et on pourra manger les arêtes qui sont une bonne source de calcium). Privilégier les filières oméga-3 pour les œufs et la viande.
>
> Il faudra aussi réduire les graisses saturées et oméga-6, éviter le saccharose (le sucre blanc) et les aliments à index glycémique élevé, diminuer l'apport en sel (chlorure de sodium), veiller à une bonne hydratation (2 à 2,5 litres d'eau par jour), avoir un temps de sommeil suffisant (8h par nuit) et penser aux polyphénols antioxydants sous forme de végétaux, d'épices (surtout le curcuma) ou de vin rouge (jusqu'à 2-3 verres par jour). Tous ces conseils contribuent à une bonne alimentation santé.

> Le profil de cette diète est opposé à celui de l'alimentation occidentale (trop énergétique, trop riche en graisses saturées et en sucres simples, pauvre en fibres, peu diversifiée et avec une faible densité nutritionnelle).

Les bénéfices santé

Les bénéfices de l'alimentation méditerranéenne sont établis et concordants sur les résultats de nombreuses études épidémiologiques.

Le style alimentaire méditerranéen est associé à une diminution de la morbidité globale et de la mortalité toutes causes. Cette diète diminue fortement l'incidence des principales maladies chroniques : maladies cardiovasculaires, hypertension artérielle, obésité, syndrome métabolique, diabète de type 2, certains cancers, ostéoporose et même le déclin cognitif lié à l'âge (7).

PREvención con DIeta MEDiterránea (PREDIMED) est une étude espagnole qui a comparé, chez des sujets volontaires, par tirage au sort, un régime conventionnel à un régime riche en huile d'olive. Les résultats ont confirmé ses bienfaits cardiométaboliques (8). Ils sont particulièrement nets chez les sujets diabétiques avec une amélioration du diabète, mais aussi une amélioration des facteurs de risque cardiovasculaire (hypertension artérielle, hyperlipidémie, surpoids) et la diminution de la mortalité (9). Les méta-analyses ont confirmé le rôle bénéfique du régime méditerranéen dans la prévention de la stéatose hépatique (10) mais aussi du diabète et de ses complications (11, 12, 13).

Le secret de cette diète serait son action antioxydante, anti-inflammatoire, antithrombogène et qui améliorerait la résistance à l'insuline, la fonction endothéliale et le profil lipidique. Enfin, elle favoriserait la longévité. Cela est dû, d'une part, à la haute densité nutritionnelle des vitamines, oligo-éléments et polyphénols contenus dans l'huile d'olive, le vin, le thé, les graines, les noix, les fruits et légumes et, d'autre part, à la faible densité énergétique favorisée par la consommation de fruits et légumes et de céréales complètes (qui impacte favorablement le microbiote).

Le principe de ce régime d'équilibre, de raison et de saveur est souvent résumé sous forme d'une pyramide alimentaire avec à sa base les fruits et légumes en grandes quantités et tout en haut, en petite quantité, la viande et les sucreries. (14)

Le régime Okinawa

L'île d'Okinawa, située au sud du Japon, est réputée pour la longévité de ses habitants liée en grande partie à leur alimentation riche en oméga-3 et à leur mode de vie.

Le Japonais Makoto Suzuki, cardiologue et gérontologue, s'est intéressé le premier au secret des centenaires d'Okinawa dans les années 1970. Il était intrigué par la présence de plusieurs centenaires malgré l'absence de service de santé sur l'île. Ses recherches révéleront que le secret de longévité est attribuable en partie à l'hérédité, mais surtout à une alimentation faible en graisses saturées et en calories. L'alimentation et le mode de vie des centenaires d'Okinawa questionnent le monde médical et des chercheurs. (15)

Le régime Okinawa consiste en une alimentation semi-végétarienne faible en matières grasses (moins de 25 % des calories totales). Un des objectifs est d'induire une restriction calorique sans devoir compter les calories pour autant afin d'atteindre un poids santé et bien vieillir. Pour y parvenir, il est recommandé de manger en suivant le principe de la densité énergétique (DE) des aliments. Elle correspond à la valeur calorique pour 100 g d'aliment divisé par 100. On peut manger à volonté les aliments dont la DE est inférieure à 0,7 et très rarement ceux dont la DE est supérieure à 3. Mais on peut consommer un peu d'alcool. (16)

La restriction calorique permettrait aussi de réduire les taux d'insuline et d'œstrogènes dans le sang. Elle entraînerait aussi l'augmentation de la réponse immunitaire et protégerait contre l'obésité, l'insulinorésistance, les cancers hormonodépendants et l'athérosclérose. (17)

> L'alimentation Okinawa est un véritable mode de vie, elle suit la règle du Hara Hachi Bu qui consiste à arrêter de manger avant d'être complètement rassasié, c'est la règle du ventre à 80 %.

Le régime Okinawa favorise une qualité nutritionnelle exceptionnelle au travers de la consommation de fruits, de légumes, de poissons gras et de céréales complètes. Il est très riche en micronutriments et en oméga-3. Ses effets bénéfiques sur la prévention des maladies de civilisation, sur l'obésité et sur la longévité ont été démontrés. Et surtout, il pousse à s'interroger sur les comportements alimentaires et à adopter des habitudes de vie saines à long terme (écouter les signaux de la faim, célébrer les pouvoirs des aliments, etc.). (18)

Ce régime longévité par excellence reprend les grands principes du régime crétois, en remplaçant le vin par l'alcool de riz (le saké) qui est plutôt un vin de riz qu'un alcool. Ce saké est obtenu par fermentation du riz et fait partie, à petite dose, de la diète nippone. C'est la petite dose d'éthanol qui permet l'efficacité de ce régime très riche en polyphénols par ailleurs.

Le cas Alvise Cornaro

Alvise Cornaro (1464-1566) était un noble vénitien et mécène des arts, surtout connu pour ses quatre livres sur les secrets pour vivre longtemps et en bonne forme avec mesure et sobriété.

Sa jeunesse à Venise est dissipée et frivole. Mais arrivé à la trentaine, il se plaint de diverses maladies : douleurs de l'estomac, crises de goutte, fièvres, soif perpétuelle... Ses médecins lui donnent des remèdes sans résultats, lui conseillant de changer de vie, mais il continue ses frasques.

À 40 ans, après avoir vécu une vie hédoniste avec une alimentation excessive, une surconsommation d'alcool et un libertinage sexuel effréné, Cornaro se retrouve épuisé et en mauvaise santé. Ses médecins le considèrent comme mourant et n'arrivent pas à le soigner. Il décide de se soumettre à un régime drastique, centré sur la restriction calorique. Il consistait à se limiter à seulement 12 onces (350 g) de nourriture par jour (pain, œuf, viande et soupe de légumes) et une ration quotidienne de 14 onces (414 ml) de vin. Ce régime s'accompagnait de modération en toutes choses : il préconisait de mener une vie tranquille, régulière et agréable en évitant tout excès : grande chaleur et grand froid, passions tristes et sentiments de haine. (19)

Il en a fait un livre – *Discorsi della vita sobria* (Discours sur la vie tempérée) – qui décrit son régime, à savoir une véritable reconceptualisation de la vieillesse. Sa conversion à un mode de vie holistique lui a permis de rester en bonne santé jusqu'à un âge avancé. (20)

Alvise Cornaro met l'accent sur la joie de vivre en santé comme raison d'être. Son ouvrage, publié en italien en 1558, rencontre une large audience et sera bientôt traduit en plusieurs langues : latin, anglais, français, allemand et néerlandais. Son succès persiste jusqu'au XIXe siècle.

La première traduction latine paraît à Anvers en 1622, effectuée par le jésuite belge Leonardus Lessius. Elle est traduite en français sous le titre *Le Régime de vivre pour la conservation de la santé du corps & de l'âme* (Paris, 1646). Une nouvelle traduction à partir de l'italien est *De la sobriété & de ses avantages ou le vray moyen de se conserver dans une santé parfaite jusqu'à l'âge le plus avancé,* (Paris, 1701). Il est plusieurs fois réédité en français au cours du XVIIIe siècle.

Un ouvrage anonyme est publié à Paris en 1702 sous le titre *Anticornaro,* dans lequel le régime Cornaro est jugé trop rigide et trop austère, ses détracteurs estimant que la vie ne méritait pas d'être prolongée à ce prix.

Au XVIIe siècle, le succès est là, l'ouvrage sert de guide aux personnes cultivées ; au XVIIIe siècle, il séduit les médecins qui perçoivent dans son œuvre un espoir d'amélioration de la santé générale et de la longévité par des comportements individuels.

Cornaro, très pieux, a soutenu que la longévité était souhaitable. Il rejeta les ascètes qui affirmaient que l'homme devait souffrir dans cette vie pour atteindre le salut dans la prochaine. À cette époque, la vieillesse était ressentie comme une période de misère et de décadence, au contraire, lui écrivait : « Et maintenant, certains individus sensuels et déraisonnables prétendent que l'existence d'un homme après l'âge de 65 ans ne peut pas être qualifiée de vivante, mais de mort. Je démontrerai clairement qu'ils se trompent, car j'ai le désir que tous les hommes atteignent mon âge, qui est la plus belle période de la vie. » Il se vantait qu'à l'âge de 83 ans, sa santé était très bonne, il pouvait accomplir la plupart des fonctions sans aide, et il avait un large cercle d'amis et de correspondants plus jeunes que lui.

À l'exception d'un accident de carrosse, où il se brise bras et jambe à l'âge de 70 ans, et dont il se remet sans séquelles, il passe le reste de sa vie sans maladie et meurt de vieillesse à l'âge de 102 ans. (21)

Il est considéré comme l'un des premiers auteurs modernes à affirmer le rôle de l'individu dans la recherche de sa propre santé. Il déclare : « Un homme n'a pas de meilleur médecin que lui-même et il n'est pas de meilleure médecine qu'une vie tempérée. »

Ma citation préférée de Cornaro est : « Ce que nous laissons après un repas copieux nous fait plus de bien que ce que nous avons mangé. »

> Pour conclure, ce que nous pouvons retenir de ces trois modes de vie qui sont de véritables régimes santé-longévité, c'est qu'ils ont en commun :
> Beaucoup de polyphénols
> Un peu d'alcool
> Une activité physique régulière
> Une restriction calorique sans contrainte obtenue en évitant les calories vides

En nutrition, une calorie vide, c'est la valeur énergétique d'un aliment qui n'apporte aucun nutriment indispensable à la santé. Les aliments sains, à haute densité nutritionnelle (aliments à calories pleines) apportent ces nutriments essentiels (vitamines, sels minéraux, fibres, polyphénols, acides gras essentiels et acides aminés essentiels). Par exemple le pain blanc est fabriqué avec de la farine type 55, ce qui veut dire qu'elle contient 0,55 g de nutriments essentiels alors que la farine complète type 180 en contient 1,8 g. Le pain blanc est l'archétype de la calorie vide.

Notre patrimoine génétique n'a pas changé depuis *Homo Sapiens*, nous avons donc le même génome qu'il y a 200 000 ans. Nos cellules ne sont pas aptes à consommer des sucres simples alors que les industriels de l'alimentation les utilisent pour augmenter la palatabilité et entraîner une dépendance du consommateur. Nos ancêtres n'étaient pas des chasseurs-cueilleurs comme on l'a souvent cru mais plutôt des cueilleurs-chasseurs et mangeaient beaucoup plus de végétaux que de protéines animales et peut-être des fruits fermentés... C'est plutôt ce régime qu'il faudrait redécouvrir pour retrouver un corps en bonne santé.

Les aliments et produits alimentaires ayant une densité nutritionnelle faible sont en général les matières grasses saturées et trans, les sucres simples, les produits transformés de manière industrielle, frits ou panés : snacks, viennoiseries, charcuterie, pizzas, frites, tout ce qui représente la « junk food » (malbouffe) actuelle. (22)

Malheureusement, toutes ces traditions nutritionnelles bénéfiques sont en voie de disparition au profit de la malbouffe et l'obésité et ses maladies associées font aussi actuellement des ravages chez les populations méditerranéennes et japonaises.

Bibliographie

1. Boudon-Millot Véronique. « Que ton alimentation soit ta meilleure médecine ! » ou la fortune exceptionnelle d'un adage pseudo-hippocratique (De alimento 19). In: *Revue des Études Grecques*, tome 129, fascicule 2, Juillet-décembre 2016. pp. 329-348.

2. Keys A, Menotti A, Karvonen MJ, et al. The diet and 15-year death rate in the seven countries study. Am J *Epidemiol* 1986; 124:903-915.

3. S Renaud, M de Lorgeril. *Alcohol, platelets and the French paradox for coronary heart disease. Lancet* 1992 ; 339:1523-6.

4. M de Lorgeril, MD S Renaud, PhD P Salen, BSc I Monjaud, BSc, N Mamelle, PhD J.L Martin, MSc et al. *Mediterranean alpha-linolenic acid-rich diet in secondary prevention of coronary heart disease, Lancet* 1994, Volume 343, ISSUE 8911, P 1454-1459.

5. S. J. Singer et Garth L. Nicolson, "The Fluid Mosaic Model of the Structure of Cell Membranes", *Science*, vol. 175, 18 février 1972, p. 720-731

6. Grundy SM. What is the desirable ratio of saturated, polyunsaturated, and monounsaturated fatty acids in the diet? *Am J Clin Nutr* 1997; 66(Suppl.) : 988-990.

7. Woodside JV, Gallagher NE, Neville CE et al. Mediterranean diet interventions to prevent cognitive decline--opportunities and challenges. *Eur J Clin Nutr* 2014 ; 68:1241-1244.

8. Estruch R, Ros E, Sala-Salvadó J, et al PREDIMED Study Investigators. Primary prevention of cardiovascular disease with a Mediterranean diet supplemented with a mediterranean diet supplemented with extra-virgin olive oil or nuts. *N Engl J Med* 2018; 368:e34.

9. Elhayany A, Lustman A, Abel R, et al. A low carbohydrate Mediterranean diet improves cardiovascular risk factors and diabetes control among overweight patients with type 2 diabetes mellitus: a 1-year prospective randomized intervention study. *Diabetes Obes Metab* 2010; 12:204-209.

10. Anania C, Perla FM, Olivero F, et al. Mediterranean diet and nonalcoholic fatty liver disease. *World J Gastroenterol* 2018; 24:2083-2094.

11. Huo R, Du T, Xu Y, et al. Effects of Mediterranean-style diet on glycemic control, weight loss and cardiovascular risk factors among type 2 diabetes individuals: a meta-analysis. *Eur J Clin Nut*r 2015; 69:1200-1208.

12. Martín-Peláez, S, Fito M, Castaner O. Mediterranean Diet Effects on Type 2 Diabetes Prevention, Disease Progression, and Related Mechanisms. A Review. *Nutrients* 2020, 12, 2236.

13. Sleiman D, Al-Badri MR, Azar ST. Effect of Mediterranean diet in diabetes control and cardiovascular risk modification: A systematic review. Front. *Public Health* 2015; 3:69.

14. Willett WC, Sacks F, Trichopoulou A, et al. Mediterranean diet pyramid: a cultural model for healthy eating. *Am J Clin Nutr* 1995; 61:1402S-1406S.

15. D. Craig Willcox PhD, Bradley J. Willcox MD, Hidemi Todoriki PhD & Makoto Suzuki MD, PhD; The Okinawan Diet: Health Implications of a Low-Calorie, Nutrient-Dense, Antioxidant-Rich Dietary Pattern Low in Glycemic Load; *Journal of the American College of Nutrition*, Volume 28, 2009 – Issue sup4

16. Bradley J. Willcox, Donald Craig Willcox; Caloric Restriction, CR Mimetics, and Healthy Aging in Okinawa: Controversies and Clinical Implications; *Curr Opin Clin Nutr Metab Care*. 2014 Jan; 17(1): 51-58.

17. Robin K. Minor, Joanne S. Allard, Caitlin M. Younts, Theresa M. Ward, Rafael de Cabo, Dietary Interventions to Extend Life Span and Health Span Based on Calorie Restriction; *The Journals of Gerontology*: Series A, Volume 65A, Issue 7, July 2010, Pages 695-703,

18. Roth GS, Lane MA, Ingram DK, Mattison JA, Elahi D, Tobin JD, Muller D, Metter EJ. Biomarkers of caloric restriction may predict longevity in humans. *Science*. 2002 Aug 2; 297(5582):811.

19. Simonetti Remy. Le choix des aliments pour viver sano e longamente d'après Alvise Cornaro (1482-1566). In: *De la nature à la table au Moyen Âge : l'acquisition des aliments*. Actes du 138e Congrès national des sociétés historiques et scientifiques, « Se nourrir : pratiques et stratégies alimentaires », Rennes, 2013. Paris : Éditions du CTHS, 2017. pp. 132-141. (Actes des congrès nationaux des sociétés historiques et scientifiques, 138-10)

20. Schäfer, Daniel (mars-avril 2005). « Vieillissement, longévité et régime : Remarques historiques sur la réduction de l'apport calorique ». *Gérontologie*. 51 (2): 126-30.

21. W. B. Walker, "Luigi Cornaro, a renaissance writer on personal hygiene", *Bulletin of the History of Medicine*, vol. 28, n° 6, novembre 1954, p. 525-534

22. Dominique Lanzmann-Petithory, *La diététique de la longévité*, Odile Jacob, 2002, p. 116-117

10.
VIN ET MICROBIOTE INTESTINAL

Le microbiote intestinal

Autrefois appelé « flore intestinale », le microbiote intestinal humain correspond à l'ensemble des micro-organismes qui évoluent le long de notre système digestif. Il est aujourd'hui considéré comme un organe à part entière de l'organisme humain, il joue un rôle décisif dans notre santé.

Il se compose de quelque 10 000 milliards de bactéries, soit autant que le nombre de cellules contenues dans l'organisme (1). Son poids moyen est de 1 à 2 kg et se compose de 800 à 1000 espèces de bactéries.

On peut donc dire que nous sommes habités par autant que nous-mêmes !

À l'intérieur du tube digestif, les bactéries vivent en communauté. Elles restent accrochées aux parois de l'intestin grâce à un film protecteur appelé biofilm qui leur évite d'être entraînées par le transit intestinal.

Le microbiote est unique à chaque individu et n'est pas réparti de manière homogène dans l'écosystème intestinal. Sa densité est minimale dans l'estomac et maximale dans le côlon. C'est un « organe » stable : une fois atteint l'âge adulte, sa composition évolue peu, mais dépend du mode de vie (2). C'est à la naissance, puis à partir de 65-70 ans, que la diversité d'espèces qu'il abrite varie le plus (3). La composition de cet écosystème bactérien varie considérablement d'un individu à l'autre, mais il est également dynamique et susceptible de changer en raison de facteurs alimentaires et de diverses maladies. Une composition équilibrée du microbiote intestinal confère des avantages à son hôte, tandis que les déséquilibres microbiens sont associés à des troubles variés (4).

Dans notre intestin, les Firmicutes sont les plus abondants (50 %). Dans le phylum (série d'espèces) des Firmicutes, on retrouve *Faecalibacterium prausnitzii*. Cette bactérie serait en trop petit nombre chez les personnes souffrant de maladies inflammatoires de l'intestin. Les lactobacilles font aussi partie de cette classe.

Le phylum des Bacteroidetes représente 40 % des bactéries de notre microbiote et comprend les genres Bacteroides et Prevotella.

Les Actinobacteria sont proportionnellement moins importantes (12 %) et essentiellement représentées par les bactéries du genre *Bifidobacterium* (bifidobactéries : bifidus actif des laits fermentés et yaourts).

D'autres phyla bactériens sont présents dans l'intestin humain mais en faible proportion. Il s'agit des *Proteobacteria*, des *Verrucomicrobia*, des *Fusobacteria*, des *Cyanobacteria* et des *Spyrochaetes*.

Le microbiote intestinal remplit trois fonctions majeures pour la santé (5) :

– Digestion des aliments. Les aliments non digérés au niveau de l'intestin grêle seront fermentés par le microbiote intestinal dans le côlon. Une fonction primordiale pour notre confort digestif au quotidien et bénéfique pour le corps puisqu'elle libère dans le corps des acides gras à chaîne courte (butyrate par exemple), molécules impliquées dans de nombreuses réactions de l'organisme.

– Effet barrière. L'organisme est protégé des bactéries indésirables, possiblement dangereuses pour la santé humaine, grâce à l'effet barrière du biofilm intestinal.

– Développement du système immunitaire. Le microbiote intestinal exerce une stimulation permanente sur le système immunitaire, près de 60 % de nos cellules immunitaires sont contenues dans l'intestin.

Les AGCC acides gras à chaîne courte sont des molécules produites dans le côlon par des bactéries du microbiote lorsqu'elles fermentent des sucres complexes non digestibles (fibres). Les AGCC comprennent les acides acétiques (C2), propioniques (C3) et butyriques (C4). Ils ont des effets anti-inflammatoires et auraient aussi un effet protecteur contre les maladies métaboliques et l'obésité. Ils modifient positivement le système immunitaire. Le butyrate semble jouer un rôle dans la protection contre le cancer colorectal et son oxydation fournit de l'énergie aux cellules du côlon. Le propionate est utilisé dans le foie pour la néoglucogenèse (fabrication de glucose). L'acétate est utilisé comme source d'énergie dans différents tissus (rein et muscles).

Si le microbiote intestinal souffre d'un déséquilibre, on parle alors de dysbiose. Son impact sur la santé peut aboutir à la disparition transitoire ou définitive des bienfaits qu'il prodigue habituellement (6) :

- Troubles fonctionnels digestifs, notamment syndrome de l'intestin irritable
- Allergies (notamment chez l'enfant)
- MICI (maladies inflammatoires chroniques de l'intestin)
- Infections
- Obésité
- Maladies métaboliques

La métagénomique est une avancée importante dans la connaissance des bactéries qui peuplent notre intestin. Cette méthode d'étude permet de déterminer la composition du microbiote intestinal mais également d'identifier l'ensemble des gènes (et donc des fonctions) des bactéries.

Pour moduler la population de bactéries du microbiote intestinal, de nombreuses pistes sont explorées, et notamment celle d'un enrichissement de l'alimentation en prébiotiques et probiotiques.

Les prébiotiques

Ce sont des éléments non digestibles par l'organisme dont la fermentation modifie la composition ou l'activité du microbiote intestinal. Les prébiotiques stimulent au niveau du côlon la multiplication ou l'activité de certaines bactéries bénéfiques.

Le prébiotique peut être un aliment ou un complément alimentaire (7, 8). Les fibres alimentaires sont d'excellents prébiotiques. On les retrouve en grandes quantités dans les fruits, les légumes et les légumineuses. Oignon, ail, poireau, asperge, blé, riz, avoine, banane, salsifis, racine de chicorée, cœur d'artichaut sont d'excellents prébiotiques qui fermentent dans le côlon pour assurer notre santé.

Les probiotiques

Les probiotiques sont des micro-organismes vivants qui exercent des effets positifs sur la santé s'ils sont ingérés en quantité suffisante (9). Ces bactéries ou levures ont une durée de vie limitée dans le microbiote intestinal (de quelques jours à 2 ou 3 semaines).

Leur intérêt est aujourd'hui bien documenté et reconnu pour la prévention ou le traitement :

- des diarrhées associées à un traitement antibiotique chez l'enfant, l'adulte et la personne âgée (10, 11)
- des diarrhées infectieuses aiguës (12)
- dans la prévention des gastro-entérites à rotavirus (12)

Des études ont également présenté des résultats encourageants quant à l'effet des probiotiques sur les troubles fonctionnels intestinaux, et plus particulièrement sur le syndrome de l'intestin irritable. (13)

La prise de probiotiques s'est avérée également bénéfique sur les manifestations allergiques notamment dans la prévention et le traitement de la dermatite atopique chez l'enfant. (14)

De nombreuses études sont en cours sur des pathologies comme l'obésité, le diabète, les maladies auto-immunes ou encore les pathologies psychiatriques.

Vin et microbiote

L'effet bénéfique du vin passe aussi par son action sur le microbiote.

> Une étude espagnole récente a démontré que l'ingestion d'une dose de vin rouge par jour favorise le développement de certaines espèces bénéfiques pour la santé. Ces changements sont dus aux polyphénols du vin qui exercent un effet prébiotique (15).

Après une période d'abstinence de 15 jours, 10 sujets volontaires sains ont testé successivement 272 ml par jour de vin rouge désalcoolisé, 272 ml du vin rouge et 100 ml de gin sur une période de 20 jours. Leur microbiote était analysé ainsi que leur sang et leurs urines. Leur activité physique et leur alimentation étaient similaires.

Parmi les polyphénols, le métabolisme du resvératrol a été largement étudié, on sait que sa biodisponibilité est faible, il subit un métabolisme intestinal et hépatique et une excrétion rapides, c'est-à-dire qu'il ne reste pas longtemps dans l'organisme. Au moins 70 % du resvératrol ingéré est absorbé et facilement métabolisé en glucuronides et sulfates de resvératrol que l'on retrouve plus tard dans l'urine et le plasma (16, 17).

Les polyphénols du vin rouge semblent modifier le microbiote de l'intestin par leurs propriétés antimicrobiennes et modifier les relations fonctionnelles avec l'hôte. (18, 19).

L'objectif de l'étude était d'évaluer l'effet du vin (c'est-à-dire un mélange de polyphénols dans l'alcool) alors que souvent les recherches se limitaient à un seul composé (le resvératrol a été le plus étudié). C'est donc bien l'effet de cet élixir de polyphénols de raisin qui était testé dans cet essai clinique.

La biodisponibilité et l'absorption des polyphénols peuvent être influencées par leur structure chimique, leur matrice alimentaire et leur circulation entérohépatique. Un pourcentage élevé de polyphénol n'est pas absorbé dans l'intestin grêle et 42 % arrivent intact au côlon. Dès lors, ils pourront exercer leur fonction régulatrice (20, 21). Seulement 10 % des polyphénols restent dans la matrice alimentaire et sont inaccessibles après tout le processus de digestion (22).

Lors de la consommation de vin, les oligomères polyphénoliques tels que les procyanidines, les polyphénols conjugués, les esters et les métabolites sont disponibles dans le côlon et exercent alors leur effet bénéfique (23).

Outre ses effets positifs sur le microbiote intestinal, cette étude a confirmé que le vin rouge, consommé avec modération, a aussi un impact positif sur le taux de cholestérol, de triglycérides et sur la pression artérielle.

Dans cette étude, il a été observé que le vin rouge, le vin rouge désalcoolisé et le gin produisaient des changements significatifs dans le microbiote fécal de tous les participants. Après la période « gin » (prise d'éthanol seul), il y a eu une augmentation des Bacteroidetes (bacteroides) et Firmicutes *(Clostridium et Clostridium Histolyticum)* et une disparition des Prevotella.

Après la période « vin rouge », on observe une augmentation significative de la concentration de Firmicutes (*Enterococcus* et *Blautia coccoides-eubacterium*), de Bacteroidetes *(Bacteroides, B uniformis)* et de Proteobacteria. Par contre, les phyla Actinobacteria n'avaient pas changé. Les Prevotella sont aussi augmentées.

Après la période « vin dé-alcoolisé », une diminution des Bacteroidetes et des Firmicutes est observée.

Les polyphénols du vin rouge, tels que les monomères flavan-3-ol et les procyanidines, possèdent une activité antimicrobienne, en se liant aux membranes bactériennes (24). Les bactéries Gram-positives de type clostridium (mauvaises bactéries) sont plus sensibles aux effets bactéricides de ces composés phénoliques que les espèces Gram-négatives Prevotella et Bacteroides (25). La diminution significative constatée dans le groupe *Clostridium histolyticum* suggère un effet inhibiteur des polyphénols du vin rouge sur la croissance de ces bactéries, dont *Clostridium perfringens*, un pathogène étroitement lié à la progression du cancer du côlon et à l'apparition de maladies inflammatoires de l'intestin (26).

La consommation de polyphénols et de vin rouge affecte positivement la croissance du groupe *Blautia coccoides - Eubacterium, Bifidobacterium, Eggerthella lenta* et *Bacteroides uniformis*. Ces deux derniers micro-organismes sont capables de dégrader le resvératrol en dihydroresvératrol, qui a des effets anti-cancéreux sur la prostate humaine (27). En effet, le taux de dihydroresvératrol était significativement augmenté dans l'urine des sujets après absorption de polyphénols du vin.

Le groupe *Blautia coccoides - Eubacterium* est associé à la production de butyrate (28). La présence de butyrate dans le côlon est importante pour la prévention du cancer du côlon (29) et de la colite ulcéreuse (30).

La croissance accrue des bifidobactéries a été associée à des effets positifs dans le gros intestin (31). Ce groupe bactérien a la capacité de produire des acides organiques bénéfiques (lactate et acétate) et la capacité d'inhiber la croissance des bactéries pathogènes (32).

Les changements de population bactérienne provoqués par les polyphénols du vin pourraient donc avoir un effet sur la santé de l'hôte.

Les concentrations d'acide urique (responsable de la goutte) ont diminué de manière significative au cours de la période « vin rouge ». Cela peut s'expliquer par l'augmentation significative des protéobactéries qui sont connues comme dégradant l'acide urique (33).

La diminution observée du cholestérol pourrait être liée à l'augmentation significative de *Bifidobacterium*, qui est associée à la réduction des concentrations plasmatiques de cholestérol (34).

Enfin, on peut noter une diminution significative de la concentration en CRP *(C reactive protein*, protéine de la phase aiguë d'une inflammation) après les périodes « vin rouge dé-alcoolisé » et « vin rouge ». Cela pourrait être dû à l'augmentation observée du nombre de *Bifidobacterium*. La CRP est un marqueur sanguin de l'inflammation et sa concentration est un prédicteur spécifique du risque d'événement cardiovasculaire chez les sujets sains. Sa réduction dans notre étude établit un lien entre l'apport en polyphénols et les avantages cardiovasculaires chez l'hôte (35, 36).

> Cette étude d'intervention montre qu'une consommation régulière et modérée de vin rouge semble avoir un effet notable sur le microbiote intestinal. Les polyphénols du vin rouge peuvent inhiber les bactéries non bénéfiques du microbiote humain et potentialiser la croissance de bactéries probiotiques telles que les

> bifidobactéries, qui pourraient être impliquées dans la réduction de la CRP et du cholestérol, favorisant les bienfaits pour la santé de l'hôte.

Une équipe de chercheurs en épidémiologie génétique du London King's College (37) a étudié, sur 916 femmes jumelles, l'effet de la bière, du cidre, du vin rouge, du vin blanc et des spiritueux sur le microbiote intestinal. Leur étude a montré que l'intestin des buveuses de vin rouge contenait un plus grand polymorphisme d'espèces bactériennes différentes que celui de celles qui n'en consommaient pas. La bière ou les spiritueux n'ont pas produit le même effet. Seul le vin blanc montrait un effet mais bien moindre qu'avec le vin rouge. Ce qui peut s'expliquer par le fait que le vin blanc contient aussi des polyphénols, mais en quantité moindre que le vin rouge.

On parle pour nommer l'intestin de deuxième cerveau (38). Le régime alimentaire module la communication intestin-cerveau. Les métabolites bioactifs d'origine microbienne, fabriqués par nos bactéries lors d'un apport alimentaire sain (fibres alimentaires, polyphénols, etc.) agissent comme des neurotransmetteurs ou des hormones intestinales, qui interagissent directement avec le cerveau ou en stimulant le nerf vague. Des habitudes alimentaires malsaines (les régimes occidentaux) entraînent la prolifération de bactéries nocives. Cette « dysbiose » intestinale entraîne à son tour des processus cérébraux dysfonctionnels et une neuroinflammation.

On retrouve une proportion augmentée de Firmicutes par rapport aux Bacteroidetes dans le microbiote des obèses (39). Les Firmicutes sembleraient agir en augmentant la lipogenèse hépatique et le stockage des triglycérides dans les adipocytes.

Les maladies inflammatoires chroniques de l'intestin (MICI) sont la conséquence d'une instabilité du microbiote avec la présence de bactéries inhabituelles et une augmentation de Firmicutes.

Le cancer colorectal est une conséquence d'une dysbiose, et serait en partie provoqué par la prolifération de souches d'*Escherichia coli* produisant une toxine capable de provoquer des cassures des doubles brins d'ADN au sein des cellules intestinales.

L'axe intestin-cerveau est aussi impacté par la qualité du microbiote et une dysbiose existe chez les autistes. *Lactobacillus casei* utilisé comme probiotique diminue l'anxiété, tout comme *Bacteroides fragilis* semble agir sur l'autisme.

> Finalement, toutes ces publications montrent une implication du microbiote dans toutes les pathologies humaines. Nous sommes ce que nous mangeons. Si nous donnons à notre microbiote les bons aliments, celui-ci nous le rend bien. Les différents régimes impactent les différents phyla bactériens de notre microbiote et donc notre santé (40).
> Mais encore une fois, c'est le régime méditerranéen qui est le grand gagnant en sélectionnant les bactéries bénéfiques pour notre santé, en partie grâce aux polyphénols du vin rouge. Ces polyphénols du vin rouge sont plus efficaces lorsqu'ils sont consommés sous forme de vin (en solution hydroalcoolique) que sous forme désalcoolisée.

De plus, la consommation de vin rouge augmente la qualité de notre microbiote produisant des dérivés métaboliques bénéfiques, en particulier les acides gras à chaîne courte (AGCC) (41).

Une bonne alimentation pour un bon microbiote semble être le secret du bonheur et de la longévité comme le préconisait déjà Alvise Cornaro qui s'était imposé comme règle de consommer 400 ml de vin par jour.

Bibliographie

1. Sender R, et al. Revised Estimates for the Number of Human and Bacteria Cells in the Body. *PLoS Biol.* 2016; 14 :e1002533.

2. Zoetendal, E. G., Akkermans, A. D. & De Vos, W. M. (1998) Temperature gradient gel electrophoresis analysis of 16S rRNA from human fecal samples reveals stable and host-specific communities of active bacteria. *Appl Environ Microbiol* 64:3854-3859.

3. Mitsuoka, T. (1992) Intestinal flora and aging. *Nutr Rev* 50:438-446.

4. Santacruz A, Marcos A, Wärnberg J, Martí A, Martin-Matillas M, Campoy C, Moreno LA, Veiga O, Redondo-Figuero C, Garagorri JM, et al. Interplay between weight loss and gut microbiota composition in overweight adolescents. *Obesity* (Silver Spring) 2009; 17:1906-15.

5. Gérard, P. & Benalier-Donadille, A. (2009) Les fonctions majeures du microbiote intestinal. *Cah Nutr Diét* 42:28-36.

6. Hopkins, M. J. & Macfarlane, G. T. (2002) Changes in predominant bacterial populations in human faeces with age and with Clostridium difficile infection. *J Med Microbiol* 51:448-454

7. Van Loo, J., Coussement, P., de Leenheer, L., Hoebregs, H. & Smits, G. (1995) On the presence of inulin and oligofructose as natural ingredients in the western diet. *Crit Rev Food Sci Nutr* 35:525-552.

8. Roberfroid, M. (2002) *Aliments fonctionnels.* Tec & Doc.

9. FAO/WHO. Health and nutritional properties of probiotics in food including powder milk with live lactic acid bacteria. 2001

10. Goldenberg JZ, Ma SS, Saxton JD, Martzen MR, Vandvik PO, Thorlund K, Guyatt GH, Johnston BC. Probiotics for the prevention of Clostridium difficile-associated diarrhea in adults and children. *Cochrane Database Syst Rev.* 2013 May 31; 5: CD006095.

11. Rondanelli M, Giacosa A, Faliva MA, Perna S, Allieri F, Castellazzi AM. Review on microbiota and effectiveness of probiotics use in older. *World J Clin Cases.* 2015 Feb 16; 3(2): 156-62.

12. Cruchet S, Furnes R, Maruy A, Hebel E, Palacios J, Medina F, Ramirez N, Orsi M, Rondon L, Sdepanian V, Xóchihua L, Ybarra M, Zablah RA. The Use of Probiotics in Pediatric Gastroenterology: A Review of the Literature and Recommendations by Latin-American Experts. *Paediatr Drugs.* 2015 Mar 24.

13. Burckel A, Holowacz S. Les probiotiques, critères d'efficacité et bénéfices démontrés. *Nutriform' Magazine.* 2008 ; hors-série Compléments alimentaires et prescription.

14. Foolad N, Brezinski EA, Chase EP, Armstrong AW. Effect of nutrient supplementation on atopic dermatitis in children: a systematic review of probiotics, prebiotics, formula, and fatty acids. *JAMA Dermatol.* 2013; 149 (3):350-5

15. María Isabel Queipo-Ortuño, María Boto-Ordóñez, Mora Murri, Juan Miguel Gomez-Zumaquero, Mercedes Clemente-Postigo, Ramon Estruch, Fernando Cardona Diaz, Cristina Andrés-Lacueva, Francisco J Tinahones, Influence of red wine polyphenols and ethanol on the gut microbiota ecology and biochemical biomarkers *The American Journal of Clinical Nutrition*, Volume 95, Issue 6, June 2012, Pages 1323-1334

16. Walle T. Bioavailability of resveratrol. *Ann N Y Acad Sci* 2011; 1215:9-15.

17. Azorín-Ortuño M, Yáñez-Gascón MJ, Vallejo F, Pallarés FJ, Larrosa M, Lucas R, Morales JC, Tomás-Barberán FA, García-Conesa MT, Espín JC. Metabolites and tissue distribution of resveratrol in the pig. *Mol Nutr Food Res* 2011; 55:1154-68.

18. Jung CM, Heinze TM, Schnackenberg LK, Mullis LB, Elkins SA, Elkins CA, Steele RS, Sutherland JB. Interaction of dietary resveratrol with animal-associated bacteria. *FEMS Microbiol Lett* 2009; 297:266-73.

19. Rodríguez Vaquero MJ, Alberto MR, Manca de Nadra MC. Antibacterial effect of phenolic compounds from different wines. *Food Contr* 2007; 18:93-101.

20. Clifford MN. Diet-derived phenols in plasma and tissues and their implications for health. *Planta Med* 2004; 70:1103-14.

21. Manach C, Scalbert A, Morand C, Rémésy C, Jimenez L. Polyphenols: food sources and bioavailability. *Am J Clin* Nutr 2004; 79:727-47.

22. Saura-Calixto F, Serrano J, Goñi I. Intake and bioaccessibility of total polyphenols in a whole diet. Food Chem 2007; 101:492-501.

23. Requena T, Monagas M, Pozo-Bayón MA, Martín-Alvarez PJ, Bartolomé B, del Campo R, Avila M, Martínez-Cuesta MC, Peláez C, Moreno-Arribas MV. Perspectives of the potential implications of wine polyphenols on human oral and gut microbiota. *Trends Food Sci Technol* 2010; 21:332-44.

24. Sirk TW, Brown EF, Friedman M, Sum AK. Molecular binding of catechins to biomembranes: relationship to biological activity. *J Agric Food Chem* 2009; 57:6720-8.

25. Smith AH, Mackie RI. The effect of condensed tannins on bacterial diversity and metabolic activity in the rat gastrointestinal tract. *Appl Environ Microbiol* 2004; 70:1104-15.

26. Guarner F, Malagelada JR. Gut flora in health and disease. *Lancet* 2003; 361:512-9.

27. Stivala LA, Savio M, Carafoli F, Perucca P, Bianchi L, Maga G, Forti L, Pagnoni UM, Albini A, Prosperi E, et al. Specific structural determinants are

responsible for the antioxidant activity and the cell cycle effects of resveratrol. *J Biol Chem* 2001; 276:22586-94.

28. Barcenilla A, Pryde SE, Martin JC, Duncan SH, Stewart CS, Henderson C, Flint HJ. Phylogenetic relationships of butyrate-producing bacteria from the human gut. *Appl Environ Microbiol* 2000; 66:1654-61.

29. Weaver GA, Krause JA, Miller TL, Wolin MJ. Short chain fatty acid distributions of enema samples from a sigmoidoscopy population: an association of high acetate and low butyrate ratios with adenomatous polyps and colon cancer. *Gut* 1988; 29:1539-43.

30. Simpson EJ, Chapman MA, Dawson J, Berry D, Macdonald IA, Cole A. In vivo measurement of colonic butyrate metabolism in patients with quiescent ulcerative colitis. *Gut* 2000; 46:73-7.

31. Gibson GR, Beatty ER, Wang X, Cummings JH. Selective stimulation of bifidobacteria in the human colon by oligofructose and inulin. *Gastroenterology* 1995; 108:975-82.

32. Saulnier DM, Kolida S, Gibson GR. Microbiology of the human intestinal tract and approaches for its dietary modulation. *Curr Pharm Des* 2009; 15:1403-14.

33. Self WT. Regulation of purine hydroxylase and xanthine dehydrogenase from Clostridium purinolyticum in response to purines, selenium, and molybdenum. *J Bacteriol* 2002; 184:2039-44.

34. Tahri K, Crociani J, Ballongue J, Schneider F. Effects of three strains of bifidobacteria on cholesterol. *Lett Appl Microbiol* 1995; 21:149-51.

35. Hage FG, Szalai AJ. C-reactive protein gene polymorphisms, C-reactive protein blood levels, and cardiovascular disease risk. *J Am Coll Cardiol* 2007; 50:1115-22.

36. Ridker PM, Cook NR. Biomarkers for prediction of cardiovascular events. *N Engl J Med* 2007;356:1472-3.

37. Caroline I Le Roy, Philippa M Wells, Jiyeon Si, Jeroen Raes, Jordana T Bell, Tim D Spector, Red Wine Consumption Associated With Increased Gut Microbiota α-Diversity in 3 Independent Cohorts, *Gastroenterology*. 2020 Jan; 158(1):270-272.

38. Kirsten Berding, Klara Vlckova, Wolfgang Marx, Harriet Schellekens, Catherine Stanton, Gerard Clarke, Felice Jacka, Timothy G Dinan, John F Cryan, Diet and the Microbiota-Gut-Brain Axis: Sowing the Seeds of Good Mental Health, *Adv Nutr.* 2021 Jul 30; 12(4):1239-1285.

39. C. Landman, E. Quévrain, Le microbiote intestinal : description, rôle et implication physiopathologique, *La Revue de médecine interne* 37 (2016) 418-423

40. Rinninella E, Cintoni M, Raoul P, Lopetuso LR, et al. Food Components and Dietary Habits: Keys for a Healthy Gut Microbiota Composition. *Nutrients.* 2019 Oct 7;11(10):2393

41. Ignacio Belda, Carolina Cueva, Alba Tamargo, Charles N Ravarani, Alberto Acedo, Begoña Bartolomé, M Victoria Moreno-Arribas; A multi-omics approach for understanding the effects of moderate wine consumption on human intestinal health ; *Food Funct.* 2021 May 11; 12(9):4152-4164.

11.
VIN ET CANCER

Cancérogénese ou oncogénèse

Le cancer est une maladie résultant de multiples altérations de l'ADN dans les cellules (une seule mutation ne suffit pas à elle seule à créer un cancer). Durant toute la vie cellulaire, notre ADN est en effet soumis à de multiples agressions. Dans la majeure partie des cas, ces modifications de l'ADN passent inaperçues car des mécanismes réparateurs (enzymes de réparation du noyau) efficaces corrigent ces défauts. Parfois, une mutation peut atteindre et modifier la structure d'un gène clé codant un facteur qui règle le contrôle de la multiplication cellulaire. Dans ce cas, la cellule peut donner naissance à un premier clone de cellule anormale. Ces cellules ont une probabilité de subir une seconde mutation plus importante. Dans ce cas, une seconde population sera générée, plus anormale que la première et se développant à ses dépens. On peut ainsi, par diverses étapes successives, accumuler plusieurs mutations, chacune d'entre elles permettant la sélection d'un clone de plus en plus malin pour finir par une cellule hautement cancéreuse.

La cancérogenèse est donc un processus dynamique, multi-étapes, pouvant durer plus de vingt ans dans certains cas, au cours duquel est observé une accumulation de plusieurs événements rares et une sélection progressive de cellules de plus en plus altérées.

La capacité principale des cellules cancéreuses est de proliférer fortement et de manière autonome, sans dépendre des communications qui régulent normalement la prolifération cellulaire (voies de signalisation). Elles ne respectent plus l'équilibre tissulaire.

Les oncogènes stimulent la progression tumorale alors que les gènes suppresseurs de tumeurs freinent ou stoppent cette progression.

Le modèle de cancérogenèse applicable à la plupart des cancers humains est décrit en trois étapes :

- *L'initiation* est une altération du génome (l'ADN) d'une cellule normale, il se produit une accumulation d'anomalies génétiques touchant des gènes impliqués dans le maintien de l'intégrité et des caractéristiques propres à la cellule. L'initiation est un phénomène rapide et irréversible, la cellule initiée devient alors immortelle et insensible aux signaux extérieurs. Toutes les cellules qui constituent une tumeur sont, au départ, issues d'une seule cellule qui s'est déréglée.

- *La promotion* tumorale est un processus prolongé nécessitant une dérégulation du cycle cellulaire et une perte des mécanismes de réparation des mutations. Les cellules initiées vont se multiplier de manière autonome et former des lésions précancéreuses.

- *La progression* transforme les lésions précancéreuses en tumeurs, les cellules tumorales évoluent de manière instable tant sur le plan génétique que phénotypique (caractéristiques externes observables de la cellule). Ces tumeurs peuvent causer une compression des organes voisins. Elles provoquent un envahissement et une destruction des tissus entraînant des perturbations physiologiques. Elles mettent en place des mécanismes de néoangiogenèse (développement très important des vaisseaux) afin d'assurer une irrigation sanguine aux cellules au sein de la tumeur. L'invasion métastatique est le dernier stade et correspond à la migration des cellules tumorales hors de leur localisation première via la circulation sanguine ou lymphatique.

Le cycle cellulaire

Le cycle cellulaire correspond à la vie d'une cellule depuis sa formation, par division de la cellule mère, jusqu'au moment où elle a fini de se diviser en deux cellules filles. Ce cycle est composé de l'interphase qui comprend les trois sous-phases G1, S et G2. La phase de mitose M (division cellulaire) comporte la prophase, la métaphase, l'anaphase et la télophase. Le contrôle de ce cycle est soumis à un système de régulation complexe. Cette régulation évite une prolifération cellulaire excessive. Ces mécanismes fondamentaux sont similaires chez tous les organismes eucaryotes (dont les cellules possèdent un noyau structuré).

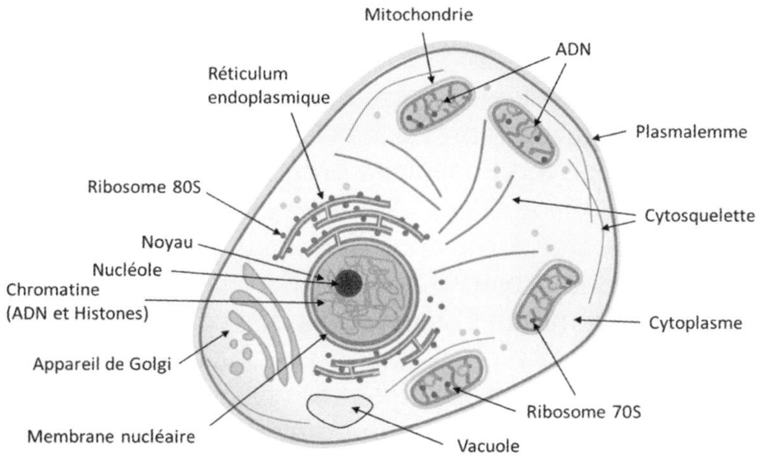

Schéma d'une cellule eucaryote © Marc Selosse et André Joyard in Encyclopédie de l'Environnement

Les différentes transitions du cycle cellulaire doivent respecter un ordre et un « horaire » immuable. Les systèmes de contrôles traitent l'ensemble des signaux régulateurs reçus par la cellule grâce à des points de contrôles. Ces « checkpoints » enregistrent les conditions intracellulaires (l'état de réplication de l'ADN, du fuseau mitotique, etc.) et les conditions extracellulaires (signaux provenant d'autres cellules) afin de déterminer si la cellule peut et doit se diviser. Ces points de contrôles impliquent les Cdks *(cycline dependent kinases,* kinases dépendantes des cyclines) spécifiques à chaque phase du cycle cellulaire.

Durant la phase G1, les signaux de prolifération désactivent la protéine Rb ce qui permet de lever le point de restriction du cycle cellulaire. La cellule entre en phase S où elle duplique son génome. Ensuite elle entre en phase G2 où elle se prépare à se diviser et enfin elle termine son cycle cellulaire par la phase M qui correspond à la division cellulaire.

Lors de dommages sur l'ADN, les détecteurs de dommages activent les systèmes de réparation de l'ADN ainsi que P53 (protéine régulatrice de fonctions cellulaires ou «gardienne du génome») qui arrête le cycle cellulaire. Après la réparation de l'ADN, la signalisation des dommages de l'ADN n'est plus active et le cycle cellulaire reprend.

Quand l'ADN a subi d'importants dommages comme des cassures multiples, le système de signalisation active P53 qui provoque la mort de la cellule par apoptose.

L'apoptose ou mort cellulaire programmée est le processus physiologique actif par lequel les cellules induisent leur propre autodestruction. L'apoptose suit une séquence d'évènements cellulaires bien précise à différencier de la nécrose, processus dégénératif observé chez des cellules ayant subi des dommages chimiques, physiques ou osmotiques.

Ce phénomène d'apoptose se caractérise par une condensation puis une fragmentation du noyau et du cytosquelette de la cellule entraînant la formation de corps apoptotiques sans processus inflammatoire. Une famille particulière de protéines prend une place centrale dans les mécanismes moléculaires de l'apoptose: les caspases *(cysteinyl aspartate cleaving proteases)*. Ces dernières sont à la fois initiatrices (caspase-2, -8, -9 et -10) et déclenchent des cascades d'activations des caspases effectrices (caspase-3, -6 et -7) qui elles dégradent des substrats cellulaires spécifiques. Cette mort cellulaire programmée peut se réaliser selon deux voies: la voie intrinsèque (mitochondries) et la voie extrinsèque (récepteurs de morts).

Le signal apoptotique qui déclenche le processus peut être généré par différents stimuli intra ou extracellulaires:

- Des mécanismes de réparation de l'ADN défectueux
- Des molécules cytotoxiques, l'irradiation
- Un défaut de signalisation dans le cycle cellulaire
- Des signaux de morts cellulaires (TNF-α, FasL...).

La voie extrinsèque consiste au recrutement des caspases initiatrices via des signaux dits « inducteurs de mort », encore appelés DISC *(death inducing signaling complex)*. L'apoptose est initiée par la liaison de ligands particuliers tels que le FasL (ligand de Fas/CD95), le TNF-α et le TRAIL *(TNF related apoptosis inducing ligand)* sur les récepteurs de morts correspondants. En présence de leur ligand, ces récepteurs recrutent les caspases effectrices exécutant le programme de destruction cellulaire.

La voie intrinsèque engendre une perméabilisation membranaire de la mitochondrie activant la caspase 9 par le cytochrome c. Cette voie est régulée par les protéines de la famille Bcl-2 (*B-cell leukemia/lymphomia-2*) qui peuvent être pro-apoptotiques (Bax, Bak, Bok, Bad, Bid et Bim) ou anti-apoptotiques (Bcl-2, Bcl-xL, Bcl-w et Nr13).

Il existe un équilibre entre la vie et la mort. La prolifération cellulaire augmente la quantité de facteurs de survie comme la protéine Bcl-2, ce qui favorise la survie cellulaire. Des dommages sur l'ADN importants augmentent la quantité de facteurs de mort (Bax), ce qui fait pencher la balance vers la mort cellulaire.

L'éthanol, un cancérigène très répandu

Le caractère toxique de l'alcool est établi. Il est responsable de 10 % des décès par cancer, soit environ 15 000 décès chaque année. L'alcool représente la deuxième cause évitable de mortalité par cancer après le tabac en France, selon l'OMS.

Rappelons le devenir de l'alcool dans l'organisme : la majeure partie de l'éthanol est oxydée au niveau de l'hépatocyte. Le métabolisme fait intervenir deux oxydations, la première transformant l'alcool en acétaldéhyde, la seconde l'acétaldéhyde en acétate.

L'oxydation de l'éthanol en acétaldéhyde se fait selon trois voies enzymatiques, chacune située dans un compartiment cellulaire différent. La première est l'alcool déshydrogénase (ADH), elle est cytosolique. La deuxième c'est le système microsomal d'oxydation de l'éthanol (MEOS) qui fait intervenir le cytochrome P450 2E1 (CYP2E1) et qui est localisé dans le réticulum endoplasmique. La troisième est la voie de la catalase, localisée dans les peroxysomes, mais qui semble peu importante, car la présence d'eau oxygénée, nécessaire à la réaction, est limitée dans l'organisme. La voie de l'ADH est prépondérante.

Une partie de l'éthanol peut également être oxydée par une voie radicalaire. L'éthanol est attaqué par des radicaux hydroxyles ($OH^{\cdot}$) générés au cours du métabolisme de l'alcool. Cette voie a été décrite mais son importance est encore mal connue.

L'acétaldéhyde est ensuite oxydé en acétate par l'aldéhyde déshydrogénase (ALDH), dont la localisation est cytosolique et mitochondriale. L'acétate est libéré en grande partie dans la circulation générale et oxydé en CO_2 et H_2O dans les tissus extrahépatiques.

Les enzymes principales du métabolisme de l'éthanol sont l'ADH, le CYP2E1 et l'ALDH. (1)

> Les lésions de l'ADN induites par des substances comme l'acétaldéhyde peuvent conduire à la transformation des cellules saines en cellules cancéreuses.

Cancer et relation avec l'alcool

En France, l'alcoolisation serait associée à une incidence accrue des cancers chez la femme de 4,5 % et chez l'homme de 10,8 % (2). Soit dans une population âgée de plus de 25 ans une incidence annuelle de 26 cas par an pour 100 000 femmes et de 95 cas pour 100 000 hommes.

Dans le monde, les cancers attribués à l'alcool représentent 5,2 % des cancers chez les hommes et 1,7 % chez les femmes. L'alcool serait responsable de 3,5 % de la mortalité mondiale liée aux cancers (3).

En Europe occidentale, l'alcool serait à l'origine de 6,5 % des cancers chez les hommes et de 3,8 % chez les femmes. Avec ces données, l'incidence annuelle des cancers liés à l'alcool serait de 21 cas pour 100 000 femmes de plus de 25 ans et de 57 cas chez les hommes.

Ces chiffres permettent d'évaluer à sa juste valeur la croissance du risque de cancer sous l'effet d'une consommation modérée d'alcool (4).

> Constater une discrète augmentation de l'incidence de certains cancers dans une population consommant modérément de l'alcool ne signifie pas qu'il existe une relation de cause à effet entre cette consommation et la survenue de cette maladie. Toutes les études qui démontrent une association alcool-cancer sont des études épidémiologiques observationnelles.

Les études d'intervention, cas témoin, sont en effet impossibles à réaliser car la déontologie l'interdit. Ces études supposeraient en effet un tirage au sort dans une population homogène sur un ensemble de facteurs médicaux, biologiques, sociaux, économiques et d'environnement, afin de constituer deux groupes, l'un consommant de l'alcool et l'autre non. Le suivi de ces deux groupes durant des années permettrait sans doute d'établir l'existence ou non d'une relation causale entre l'alcoolisation et l'état de santé. En l'absence de ces études expérimentales, il est possible de soupçonner, mais non d'affirmer, une relation de cause à effet entre la consommation d'alcool et une augmentation de l'incidence des cancers. Faute de ces études, les biologistes ont cherché à établir une relation causale entre l'alcoolisation et le risque de cancer par des expérimentations animales qui sont souvent en faveur de cette hypothèse.

> Si, comme c'est probablement le cas, l'alcool est cancérigène, ce risque peut différer d'une boisson alcoolique à une autre en raison de leur composition. Une même quantité d'alcool consommée sous forme de vin, de bière ou de spiritueux peut avoir des effets différents. Certaines études tendent à montrer que le vin, en raison sans doute des polyphénols et du resvératrol qui entrent dans sa composition, ne serait pas cancérigène à doses modérées (5).

> Les modes de consommation des boissons alcooliques, par exemple au cours des repas ou non, de manière modérée et quotidienne ou excessive et intermittente, ont très probablement des effets différents (6).

Le risque des cancers des voies aérodigestives supérieures serait multiplié par trois pour une consommation de 50 g par jour. Cependant, une étude anglaise met en doute ce risque chez les femmes qui consomment modérément de l'alcool et qui ne fument pas (7).

Une alcoolisation modérée diminuerait l'incidence des cancers de la thyroïde, du rein et des lymphomes. Parfois les effets de l'alcool peuvent être dissemblables chez les hommes et les femmes. Ainsi la consommation d'alcool favoriserait le développement d'un cancer rectocolique chez l'homme mais non chez la femme (8).

L'alcoolisation peut avoir au niveau d'un organe des effets divergents, une faible consommation réduit chez la femme l'incidence des cancers de l'œsophage liés à des adénocarcinomes mais accroît la fréquence des tumeurs épidermoïdes (7).

Enfin, les effets de l'alcool sur les cancers du pancréas, du poumon, de l'utérus, de la prostate, de l'ovaire et de l'estomac sont controversés (9).

Objectif zéro alcool

« Aucune boisson alcoolisée, même le vin, n'a d'effet protecteur vis-à-vis du cancer. Les preuves scientifiques démontrent que toutes les boissons alcoolisées sans exception, que ce soit la bière, le vin, le champagne ou les alcools forts, augmentent le risque de plusieurs cancers. » C'est ce qui est écrit noir sur blanc dans la brochure publiée fin février 2009 par l'Institut national du cancer (Inca) « Nutrition et prévention des cancers, des connaissances scientifiques aux recommandations ».

Pourtant, en France, la consommation de vin par habitant diminue alors que le nombre de cancers continue d'augmenter...

Autant dire que je ne suis pas du tout d'accord avec les affirmations de ces hygiénistes donneurs de leçons et je vais vous le prouver. Personnellement je pense que le corps médical est là pour informer et soigner et non pas pour culpabiliser !

Le vin : cet alcool particulier

Le Pr Renaud, dans la cohorte de Nancy, avait déjà montré en 2004 que la consommation modérée de vin protégeait du cancer. Les buveurs modérés de vin sont protégés du cancer du poumon jusqu'à une dose de 3 verres par jour. Et ils sont protégés contre les autres cancers jusqu'à une dose de 5 verres par jour.

De plus, même si le tabac a un rôle potentialisateur de la survenue de cancer chez l'alcoolique, le fumeur consommateur prudent de vin est davantage protégé par rapport au fumeur abstinent (10).

Bien sûr, on ne préconisera pas à un fumeur de boire du vin pour se protéger du cancer du poumon… mais c'est pourtant ce que semblent montrer ces résultats.

La reprise de l'étude de mortalité sur la cohorte historique de Nancy par le Dr Dominique Lanzmann-Petithory en 2010 montre que les hommes qui consomment du vin ont un risque plus faible de mourir plus tôt, qu'il s'agisse de la mortalité prématurée par cancers ou maladie cardiovasculaire (11).

« COLOR » est une cohorte de 100 000 personnes examinées au centre de médecine préventive de Nancy entre 1978 et 1985 dont la mortalité a été documentée jusqu'en 2005. Les volontaires répondaient à des questionnaires sur leurs habitudes de vie, notamment leur consommation d'alcool. Ceux pour qui le vin représentait plus de la moitié de l'alcool consommé entraient dans le groupe « préférence vin ». Les autres étaient classés dans le groupe « alcool ».

Pour le groupe « alcool », l'étude confirmait une augmentation des cancers.

Plus la consommation d'alcool est élevée (en g/kg poids), plus le risque de mortalité par cancer augmente.

Par contre, les hommes qui consommaient surtout du vin avaient un risque de mortalité prématurée toutes causes diminué de 25%. Ce risque était réduit de 23% pour la mortalité par cancers et de 26% pour la mortalité cardiovasculaire. La mortalité par cancers digestifs était diminuée de 34% et par cancer du poumon de 22%. Les données sur la protection cardiovasculaire ne sont pas surprenantes, par contre cette protection du vin vis-à-vis du cancer est une bonne surprise.

Pour les hommes du groupe «alcool», le risque de cancer en général est augmenté de 29%. Pour les cancers des lèvres/cavité buccale/pharynx c'est +259%. Pour le larynx +204%. Pour le poumon +55%. Pour le rectum/anus + 229%. Pour l'œsophage + 401%. Pour le foie + 167%. Pour le colon +142%. Il n'y a pas de surmortalité pour les cancers de la vessie, de l'estomac, du rein, du pancréas et de la prostate.

Les hommes du groupe «préférence vin», quelle que soit la dose d'alcool, ont un risque significativement plus bas de mortalité par cancers: -16%. C'est notamment le cas pour les cancers des lèvres/cavité buccale/larynx -58%, du pharynx -45%, du poumon -18%, du rectum/anus -43%, de la vessie -38%. Les cancers de l'œsophage -28%, du foie -21%, de l'estomac -8% sont également diminués mais ces résultats ne sont pas significatifs.

Pour les femmes, celles qui consomment beaucoup d'alcool ont un risque significativement plus élevé de mortalité par cancers: +27% entre celles qui consomment 0,3 g/kg par jour et celles qui en consomment 0,7 g/kg. Le risque augmente même de 46% au-dessus de 0,7 g/kg d'alcool par jour.

Celles qui témoignent une préférence vin n'ont pas de risque diminué, mais le résultat n'est pas significatif. De la même façon, le risque de mortalité par cancer du sein augmente avec la dose d'alcool mais n'est pas relié à la préférence vin.

On peut extrapoler les résultats en supposant que la consommation de vin chez l'homme est constante durant la vie et que la femme ne boit pas autant et n'est donc pas protégée, surtout après la ménopause, lorsque ses hormones ne la protègent plus.

L'étude Canceralcool a par ailleurs permis de définir de nouveaux facteurs de risque de cancer chez la femme et l'homme.

Les facteurs de risque de mortalité par cancer chez l'homme sont:

- le fait de ne pas boire d'eau
- le faible niveau d'éducation
- la TA (tension artérielle) élevée
- le cholestérol bas
- l'IMC (indice de masse corporelle) inférieur à 20
- le tabagisme
- la sédentarité

Les facteurs de risque de mortalité par cancer chez la femme sont:

- la TA élevée
- le tabagisme
- l'IMC supérieur à 30

Ainsi, on retrouve chez l'homme les marqueurs de l'alimentation santé (hydratation, sédentarité), on confirme le rôle facilitateur du tabac chez les deux sexes et l'on constate que la femme ne doit pas être en surpoids ni l'homme trop maigre.

L'étude retrouve aussi des facteurs de risque classiques de mortalité de toutes causes: niveau d'éducation peu élevé, tension artérielle dès les valeurs de systolique supérieures à 12, tabagisme.

Le cholestérol n'est pas un facteur de risque de mortalité prématurée toutes causes, c'est même le contraire chez l'homme. Par contre, une consommation de plus de 500 ml de boissons sucrées par jour est associée à une augmentation significative du risque de mortalité toutes causes. Confirmant que le problème est plus le sucre que le gras. On le savait déjà, le gras c'est la vie!

Alcool et cancer du sein

En raison de sa fréquence (44232 cas chez les femmes de plus de 45 ans en 2005 en France), le cancer du sein a suscité de très nombreuses études. Le rôle de l'alcool, soupçonné depuis des années, fut affirmé dans une méta-analyse de cinquante-trois études en 2002 (12). Le risque relatif de cancer du sein était augmenté de 50 % pour une dose d'alcool de 50 g par jour.

Une étude (13) portant sur 1 280 926 femmes qui furent suivies durant 7,2 ans montre une augmentation de 13 % du risque relatif pour une consommation modérée comprise entre sept et quatorze verres par semaine.

Dans une publication antérieure (14), concernant les populations de dix pays européens dont la France, et portant sur 274 688 femmes suivies durant 6,4 ans, l'incidence annuelle (cancers invasifs et non invasifs) était de 299 sur 100 000 et la croissance du risque relatif était de 10 % pour les femmes qui consommaient de 10 à 19 g d'alcool par jour, soit un risque accru pour trente femmes sur 100 000. L'augmentation du risque lié à l'alcool concernerait principalement les tumeurs possédant des récepteurs aux œstrogènes et à la progestérone (15).

> Au total, une augmentation du risque de cancer du sein chez les femmes qui consomment modérément de l'alcool semble réelle (10 %) mais la place de l'alcool par rapport à d'autres risques est modeste.

Par exemple, les femmes qui ont un taux sanguin élevé d'acides gras trans monoinsaturés en raison d'une forte consommation de certains aliments industriels (viennoiseries, pizzas, pâtisseries) ont, comparativement aux femmes dont le taux est faible, un risque plus élevé de 76 % d'être atteintes d'un cancer du sein (16).

D'autres facteurs de risque de cancers, liés aux modes et aux choix de vie, plus rarement signalés, pourraient avoir une valeur égale ou supérieure :

- Les traitements hormonaux substitutifs lors de la ménopause accroissent le risque de 20 % après cinq années de traitement (17).
- L'excès de poids augmenterait le risque de 20 %.
- Une grossesse tardive accroît le risque de 20 à 80 %.

On décrit aussi des facteurs protecteurs :

- Chaque année d'allaitement réduit le risque de 5 %.
- L'activité physique après la ménopause diminue le risque de cancer de 20 % (18).

Les travaux de la Caisse nationale d'assurance-maladie ont montré que la réduction de la prescription des traitements hormonaux substitutifs a conduit, pour la première fois depuis vingt ans, à une diminution de l'incidence de ces cancers. Cette analyse est conforme aux données enregistrées en Australie, aux États-Unis, et au Royaume-Uni (19, 20).

Le rapport du World Cancer Research Fund (WCRF) et de l'American Institute for Cancer Research (AICR) indique que les femmes qui consomment un verre de vin blanc ou de bière par jour (10 grammes d'alcool) augmentent leur risque de cancer du sein de 5% avant et de 9% après la ménopause (21). Le risque de cancer double après la ménopause car il n'y a plus d'imprégnation œstrogénique protectrice (la ménopause consiste en l'arrêt de sécrétion des œstrogènes qui sont protecteurs). Le régime alimentaire peut être modifié pour prévenir le risque de cancer. Les aliments riches en calcium (légumes verts, fruits secs, sésame, produits laitiers) et les fruits et légumes de la famille des caroténoïdes (poivron, carotte, abricot, brocoli, épinard) montrent un effet protecteur.

Cancer et polyphénols

On a vu que le taux de cancer du sein était doublé après la ménopause (21). L'explication la plus plausible en est le déficit en œstrogène postménopausique. Nous allons voir que les polyphénols interviennent en partie par action sur les récepteurs aux œstrogènes, ce qui pourrait combler ce manque. Manger des polyphénols ou les boire sous forme de thé ou de vin aura une action bénéfique.

Par exemple, les polyphénols du thé ont des actions sur les différentes phases de développement du cancer en bloquant l'initiation, la promotion et la progression (22). Les catéchines du thé vont bloquer NFkB *(nuclear transcription factor kB)* et donc stopper l'inflammation et la promotion.

En bloquant IGF1 *(insuline like growth factor1)* elles vont stopper la survie des cellules tumorales. Et en diminuant l'activité de VEGF1 *(vascular endothelial growth factor1)*, elles vont bloquer l'angiogenèse.

De nombreuses études montrent un effet modulateur des polyphénols sur les mécanismes d'apoptose (23). Par exemple la quercétine (un flavonoïde) diminue l'activation de P53 («gardienne du génome») chez les cellules saines mais active P53 chez les cellules cancéreuses. P53 active alors la translocation de Bax, protéine pro-apoptotique et l'activation des caspases. La quercétine va aussi bloquer NFkB et stopper l'inflammation.

En 2010, le Dr Chalopin découvre que les polyphénols pourraient agir via les récepteurs aux œstrogènes (24, 25), ce qui expliquerait la relative protection des femmes en période d'activité génitale.

Les isoflavones (un autre flavonoïde) sont des phyto-œstrogènes présents dans le soja. Pour éclaircir le rôle du soja et de ses isoflavones dans le cancer du sein, la relation entre l'apport alimentaire en isoflavones et l'incidence du décès toutes causes confondues, chez 6235 femmes diagnostiquées avec un cancer du sein, suivies durant 9 ans, a été examinée (26). L'analyse montre que les femmes atteintes de cancer du sein qui consomment de grandes quantités d'isoflavones ont un risque de décès réduit de 21% par rapport aux femmes qui en consomment de faibles quantités. Cette réduction de la mortalité s'avère en grande partie limitée aux femmes ayant des tumeurs non hormonodépendantes et aux femmes non traitées par anti-œstrogènes.

Le processus par lequel les isoflavones des aliments interagissent avec les cellules de cancer du sein n'est pas clairement élucidé. Mais leurs effets antioxydants, anti-inflammatoires, anti-angiogéniques ont un effet antitumoral.

C'est une démonstration de l'influence de certains facteurs de mode de vie et notamment de la nutrition sur la survie au cancer, après le diagnostic.

La survie s'avère meilleure chez les patientes consommant plus d'isoflavones « diététiques naturelles » (et non de suppléments à base d'isoflavones) (27).

Les flavonoïdes exercent aussi une action antiaromatase (enzyme transformant les androgènes en œstrogènes) et peuvent réduire l'effet prolifératif des œstrogènes par ce biais dans le cas des cancers hormonodépendants (28).

L'action des isoflavones de soja est parfaitement démontrée dans le processus de guérison (réduction de 21 % de risque de décès) (26). Avant la survenue du cancer du sein, l'effet protecteur est parfaitement démontré pour les populations asiatiques consommant des isoflavones de soja depuis l'enfance, l'effet sur les populations européennes est moins flagrant.

> La consommation modérée de vin semble être bénéfique chez l'homme et chez la femme. L'action des polyphénols semble passer via les récepteurs aux œstrogènes, ce qui pourrait expliquer l'effet positif en dehors du cancer du sein hormonodépendant (29).

Le resvératrol

Nous allons faire un point particulier sur ce polyphénol qui est un stilbène. Son effet anticancer in vitro a été étudié par de nombreuses équipes, avec une action protectrice dans les trois stades de la carcinogenèse : l'initiation, la promotion et la progression (30).

Le resvératrol a une action multi-organe, il agit sur l'inflammation, les radicaux libres, il est immunosuppresseur, antitumoral, ses actions passent par les voies de signalisation, les récepteurs aux œstrogènes, les sirtuines... (31)

Le resvératrol a montré les effets suivants sur les cancers :

- Induction de l'expression du gène suppresseur de tumeur P53, donc rôle pro-apoptotique
- Augmentation de l'expression de *Bax* : soit une augmentation de l'activité pro-apoptotique,
- Inhibition de *Bcl2* : donc rôle pro-apoptotique

- Limitation de l'activation des pro-carcinogènes. En effet, certains composés ne sont pas carcinogènes jusqu'à ce qu'ils soient métabolisés dans le corps par des enzymes de biotransformation de phase I du foie (cytochromes). Le resvératrol inhibe l'expression et l'activité de certains cytochromes.

- Augmentation de l'activité des enzymes de phase II permettant l'excrétion de toxiques potentiels ou de composés carcinogènes (32),

- Inhibition de la prolifération cellulaire et induction de l'apoptose (33),

- Contrôle de l'expression des miARN (micro ARN) qui sont au carrefour de l'inflammation, du cancer, de la différenciation cellulaire et de l'homéostasie (33),

- Inhibition des cyclooxygénases COX1 et COX2 (enzymes qui fabriquent des molécules pro-inflammatoires à partir de l'acide arachidonique). Le cancer et l'inflammation sont fortement reliés, et parmi les enzymes qui synthétisent des médiateurs pro-inflammatoires à partir de l'acide arachidonique, on retrouve les cyclooxygénases et les lipooxygénases (COX et LOX). Différentes études montrent que le resvératrol peut inhiber la 5-lipooxygénase et les cyclooxygénases. La synthèse de molécules pro-inflammatoires par COX et LOX est une étape importante pour l'initiation de la cancérogenèse. Ainsi, les effets inhibiteurs du resvératrol sur l'activité catalytique de COX/LOX sont importants en prévention des cancers (33):

- Inhibition de l'activation de NFkB (facteur de transcription inductible fortement relié aux réponses inflammatoire et immune) induite par TNFalpha (34),

- Diminution de la formation de radicaux libres (35),

- Inhibition des tyrosines kinases et des sérines/thréonines kinases (enzymes qui interviennent dans la régulation de la prolifération cellulaire). L'inhibition de la PKC (protéine kinase C) par le resvératrol est reliée à l'inhibition de la croissance et l'induction de l'apoptose dans différents modèles de cancer cellulaire, incluant les cellules du cancer gastrique et de la prostate.

Le resvératrol a notamment un effet protecteur des cancers en agissant sur l'inhibition des radicaux libres à l'origine des dommages de l'ADN et du stress oxydatif et en inhibant des voies de signalisation responsables de l'inflammation, la prolifération et la transformation (34).

> Pour conclure, le vin contient deux substances aux actions contrastées : d'une part l'alcool, qui augmenterait le risque de cancer (lorsqu'il est consommé pur et en dehors d'un repas riche en végétaux), d'autre part les polyphénols du raisin extraits par la macération des peaux et des pépins. Or ces polyphénols de fruits font partie des aliments inversement associés au risque de cancer, et de nombreux travaux in vivo chez l'animal et in vitro ont montré l'action des polyphénols totaux sur l'inhibition de la cancérogenèse à différents stades. Il semblerait qu'en deçà de l'équivalence en vin de 0,5 g d'alcool par kg de poids chez l'homme, c'est-à-dire un maximum de 3 verres de vin à 12° pour un homme de 70 kg, les effets bénéfiques des polyphénols l'emportent sur les effets délétères de l'alcool, puisque la consommation de vin est associée à une diminution du risque de cancer.[13] On peut dire que l'effet polyphénols l'emporte sur l'effet alcool à dose modérée vis-à-vis du risque de cancer. Et surtout, il est vraisemblable que c'est l'alcool qui permet une meilleure efficacité des polyphénols du vin comparé aux polyphénols d'un bol alimentaire qui en serait dépourvus (cf. chapitre efficacité des régimes crétois, Okinawa et Cornaro).

13. Les vins actuels sont de plus en plus alcoolisés, il faut donc adapter la dose au degré.

Bibliographie

1. Abraham J, Balbo S, Crabb D, Brooks PJ. Alcohol metabolism in human cells causes DNA damage and activates the Fanconi anemia-breast cancer susceptibility (FA-BRCA) DNA damage response network. Alcohol Clin Exp Res. 2011 Dec ; 35(12):2113-20.

2. Grünfeld J.-P., Rapport au président de la République. Recommandations pour le plan cancer 2009-2013, 14 février 2009, page 49.

3. Boffeta P et al. The burden of cancer attribuable to alcohol drinking. Int J Cancer 2006 ; 119:884-887.

4. http://www.invs.sante.fr/surveillance/cancers/estimations_cancers/default.htm

5.Jia-Yan Chen; Hong-Cheng Zhu; Qing Guo; Zheng Shu; Xu-Hui Bao; Feng Sun; Qin Qin; Xi Yang; Chi Zhang; Hong-Yan Cheng; Xin-Chen Sun. Dose-Dependent Associations between Wine Drinking and Breast Cancer Risk - Meta-Analysis Findings. Asian Pac J Cancer Prev, 17 (3), 1221-1233

6. Rehm J, Gmel GE Sr, Gmel G, Hasan OSM, Imtiaz S, Popova S, Probst C, Roerecke M, Room R, Samokhvalov AV, Shield KD, Shuper PA. The relationship between different dimensions of alcohol use and the burden of disease-an update. Addiction. 2017 Jun ; 112(6):968-1001.

7. Allen N E et al. Moderate alcohol intake and cancer incidence in women. J Natl Cancer Inst 2009 ; 101:296-305.

8. Danaei G et al. The preventable causes of death in the United States : Comparative risk assessement of dietary, lifestyle and metabolic factors. PLOS Medicine 2009 ; 6:1-23.

9. Institut national du cancer, Alcool et risque de cancers, novembre 2007.

10. Renaud S, Lanzmann-Petithory D, Gueguen R, Conard P. Alcohol and mortality from all causes. Biol Res. 2004;37(2):183-7.

11. http://www.agencenationalerecherche.fr/fileadmin/user_upload/ documents/uploaded/2009/BOOK-PNRA-2005.pdf

12. Hamajima N et al. "Alcohol, tobacco and breast cancer - collaborative reanalysis of individual data from 53 epidemiological studies, including 58515

204

Vin et cancer

women with breast cancer and 95 067 women without the disease". Br J Cancer 2002 ; 87:1234-1245.

13. Allen NE et al. "Moderate alcohol intake and cancer incidence in women." J Natl Cancer Inst 2009 ; 101:296-305.

14. Tjonneland A et al. "Alcohol intake and breast cancer risk : The européan prospective investigation into cancer and nutrition". Cancer Causes Control 2007 ; 18:361-373.

15. ZHANG SM. "Alcohol consumption and breast cancer risk in the women's health study". Am J Epidemiol 2007 ; 165:667-76.

16. Chajes V et al. "Association between serum trans-monoinsatured fatty acids and breast cancer risk in the E2N-Epic Study". Amer J Epidemiol 2008 ; 167 : 1312-1320.

17. Allemand H et al. "Baisse de l'incidence des cancers du sein en 2005 et 2006 en France : un phénomène paradoxal." Bull Cancer 2008 ; 95:11-5.

18. Mahomey M C et al. "Opportunities and strategies for breast cancer prevention through risk reduction". CA Cancer J Clin 2008 ; 58:347-371.

19. Roberts H. "Reduced use of hormones and the drop in breast cancer". BMJ 2009 ; 338 : b2116.

20. IARC. "Carcinogenicity of alcoholic beverages". The Lancet Oncology 2007 ; 8:292-293.

21.http://www.aicr.org/press/press-releases/2017/new-report-breast-cancer-alcohol-exercise.html?utm_source=homepage

22. Lambert JD. Does tea prevent cancer? Evidence from laboratory and human intervention studies. Am J Clin Nutr. 2013 Dec ; 98(6 Suppl):1667S-1675S.

23. Khan F, Niaz K, Maqbool F, Ismail Hassan F, Abdollahi M, Nagula- palli Venkata KC, Nabavi SM, Bishayee A. Molecular Targets Underlying the Anticancer Effects of Quercetin: An Update. Nutrients. 2016 Aug 29 ; 8(9).

24. Chalopin M, Tesse A, Martínez MC, Rognan D, Arnal JF, Andriantsitohaina R. Estrogen receptor alpha as a key target of red wine polyphenols action on the endothelium. PLoS One. 2010 Jan 1 ; 5(1)

25. Chalopin M, Soleti R, Benameur T, Tesse A, Faure S, Martínez MC, Andriantsitohaina R. Red wine polyphenol compounds favor neovascularisation through estrogen receptor α-independent mechanism in mice. PLoS One. 2014 Oct 9 ; 9(10)

26. Zhang FF, Haslam DE, Terry MB, Knight JA, Andrulis IL, Daly MB, Buys SS, John EM. Dietary isoflavone intake and all-cause mortality in breast cancer survivors: The Breast Cancer Family Registry. Cancer. 2017 Jun 1 ; 123(11):2070-2079.

27. Mocanu MM, Nagy P, Szöllősi J. Chemoprevention of Breast Cancer by Dietary Polyphenols. Molecules. 2015 Dec 17 ; 20(12):22578-620.

28. Samavat H, Kurzer MS. Estrogen metabolism and breast cancer. Cancer Lett. 2015 Jan 28 ; 356(2 Pt A):231-43.

29. Chiva-Blanch G, Arranz S, Lamuela-Raventos RM, Estruch R. Effects of wine, alcohol and polyphenols on cardiovascular disease risk factors: evidences from human studies. Alcohol Alcohol. 2013 May-Jun ; 48(3):270-7.

30. Jang M., Cai L., Udeani et al. Cancer chemoprotective activity of resvératrol, a natural product derived from grapes. Science 1997 ; 275 : 218-220.

31. Nguyen C, Savouret JF, Widerak M, Corvol MT, Rannou F. Resveratrol, Potential Therapeutic Interest in Joint Disorders: A Critical Narrative Review. Nutrients. 2017 Jan 6 ; 9(1).

32.Oregon State University, «Resvératrol», Micronutrient Information Center, juin 2015. [En ligne]. Disponible sur: http://lpi.oregonstate.edu/mic/dietary-factors/phytochemicals/resveratrol.

33. Latruffe N. et al., Exploring new ways of regulation by resvératrol involving miRNAs, with emphasis on inflammation (2015), Ann. N. Y. Acad. Sci., 1348, 97-106.

34. Ruivo J. et al., The main potentialities of resvératrol for drug delivery systems (2015), Braz. J. Pharm. Sci., 51, 499-513.

35. Mukherjee S., Dudley J. I., et Das D. K., Dose-dependency of resvératrol in providing health benefits (2010), Dose-Response Publ. Int. Hormesis Soc., 8, 478-500. Abraham J, Balbo S, Crabb D, Brooks PJ. Alcohol metabolism in human cells causes DNA damage and activates the Fanconi anemia-breast cancer susceptibility (FA-BRCA) DNA damage response network. *Alcohol Clin Exp Res.* 2011 Dec; 35(12):2113-20.

12.
VIN ET NEURODÉGÉNERESCENCE

La maladie d'Alzheimer

Cette démence est une maladie neurodégénérative incurable du tissu cérébral qui entraîne la perte progressive et irréversible des fonctions mentales et notamment de la mémoire.

C'est la cause la plus fréquente de démence chez l'être humain. Elle fut initialement décrite par le médecin allemand Alois Alzheimer en 1906.

Deux types de lésions du tissu nerveux caractérisent la maladie d'Alzheimer: les plaques séniles (ou dépôts amyloïdes constitués de peptide amyloïde ß) et la dégénérescence neurofibrillaire provoquée par la protéine Tau.

La protéine Tau est une macromolécule intracellulaire essentielle à la stabilité de la tubuline. La tubuline est la protéine majoritaire permettant l'assemblage des microtubules qui forment le cytosquelette (c'est-à-dire l'armature) des axones (qui sont les prolongements des neurones qui conduisent l'influx électrique du noyau vers les synapses effectrices). Les protéines Tau se positionnent perpendiculairement à l'axone et assurent la rigidité des microtubules et le bon transport axonal.

Normalement, des protéines Tau vieillies se détachent périodiquement des microtubules, puis sont remplacées par des nouvelles, les anciennes étant rapidement dégradées chez le sujet sain. La maladie d'Alzheimer est caractérisée par des protéines Tau se détachant des microtubules et restant dans le milieu intracellulaire. Elles ne sont pas toutes dégradées et vont s'agréger en neurofibrilles. L'excès de neurofibrilles bloque le transport axonal et engorge le neurone, provoquant sa mort par apoptose.

Les plaques séniles correspondent à l'accumulation extracellulaire d'un peptide appelé « β-amyloïde » ou « peptide Aβ42 » (car constitué de 42 acides aminés). Cette protéine anormale est une partie dégradée d'une glycoprotéine membranaire appelée « protéine précurseur de la protéine β-amyloïde » (ou APP pour *amyloid protein precursor*). On ne sait pas pourquoi ce phénomène anormal se produit, c'est une enzyme, la β-secrétase, qui découpe ce peptide à partir de la protéine APP. En temps normal l'APP est clivée par des sécrétases en peptide P3 non toxique.

Le peptide β-amyloïde est un peptide insoluble qui ne peut pas être dégradé efficacement par les cellules environnantes. Il s'accumule dans le milieu extracellulaire, formant des plaques séniles qui compriment les neurones. Le peptide β-amyloïde est donc une protéine neurotoxique. Les plaques séniles libèrent de l'H_2O_2, entraînant un stress oxydatif sur les neurones environnants. En présence d'un ion métallique (cuivre ou fer), des radicaux libres ($OH^{\cdot}$, hydroxyles) sont produits (par la réaction de Fenton) comme nous l'avons vu auparavant dans le chapitre sur les radicaux libres. Ces radicaux libres vont arracher un atome d'hydrogène à la membrane du neurone. La membrane « trouée » va donc laisser pénétrer d'autres radicaux libres qui vont alors s'attaquer à l'ADN du neurone, entraînant la destruction des fonctions de la cellule puisqu'elle sera privée d'information génétique. La membrane étant abîmée par les radicaux libres, les ions calcium et des fragments ß-amyloïdes vont également pénétrer dans la cellule et activer les phosphokinases à calcium (PKC) dont le rôle est d'éliminer la membrane neuronale abîmée. La PKC suractivée va aussi éliminer des portions de membrane saines et accélérer le processus de destruction.

Les radicaux libres et les fragments d'Aβ42 vont ainsi pénétrer en surnombre dans le corps du neurone, affecter son fonctionnement et contribuer à l'apoptose.

Vin et maladie d'Alzheimer

L'effet positif du vin sur la neurodégénerescence a été confirmé par de nombreuses études, démontrant ainsi que l'alcool et les polyphénols ont une action vasculaire en général et neurologique en particulier.

L'étude PAQUID (Personnes Âgées Quid) (1, 2) a identifié les principaux facteurs neuroprotecteurs dont fait partie le vin. Cette étude a porté sur 3777 sujets âgés de plus de 65 ans vivant en Gironde et en Dordogne qui ont été suivis pendant 13 ans. Ils étaient classés en non-buveurs, buveurs légers (1 à 2 verres par jour), buveurs modérés (3 à 4 verres par jour) et gros buveurs (plus de 4 verres par jour). Il apparaît qu'il n'y a pas de différence entre les non-buveurs et les buveurs légers pour la maladie d'Alzheimer.

C'est à partir de 3 ou 4 verres par jour que le bénéfice apparaît et augmente avec le temps.

Cette étude montre un moindre déclin des fonctions cognitives chez les sujets buvant modérément. Par contre, la consommation d'alcool excessive est souvent associée à une malnutrition. Notamment une carence en vitamine B1 responsable du syndrome de Korsakoff appelé aussi démence alcoolique. Ces données confirment que la maladie alcoolique est une entité à part et on ne doit pas confondre les démences alcooliques et les autres démences.

Une étude menée à Rotterdam (3) sur 5400 sujets de plus de 55 ans confirme que la démence vasculaire était également moins fréquente chez les buveurs, qu'il s'agisse de bière ou de vin. Une étude le confirme également chez la femme (4).

> Une consommation modérée d'alcool améliore l'humeur et la qualité de vie des hommes et des femmes âgés (5), en favorisant une meilleure sociabilité. Elle permet également de stimuler l'appétit.

Le resvératrol a de multiples effets neuroprotecteurs en injection ou en supplémentation orale chez plusieurs modèles animaux (6). La consommation de vin rouge (c'est le Cabernet sauvignon qui était testé dans cette étude) diminue la sécrétion de la peptide β-amyloïde, responsable de la formation de la plaque sénile.

Les extraits polyphénoliques de pépins de raisin réduisent l'oligomérisation du peptide β-amyloïde et atténuent les troubles cognitifs associés à l'amyloïde chez la souris.

Chez les souris traitées au resvératrol, on observe une réduction significative de la microglie activée, qui est un marqueur de l'inflammation.

Chez les souris obèses nourries au resvératrol, il y avait une modification du tissu musculaire et du tissu adipeux brun. Il a été observé une augmentation de la fonction mitochondriale, une capacité aérobie améliorée, et une meilleure fonction sensorimotrice.

Un traitement au resvératrol pendant 25 jours chez le rat baisse les taux de malondialdéhyde (MDA) et de nitrites. Les taux glutathion (qui est un capteur de radicaux libres) sont augmentés.

Par conséquent, un prétraitement au resvératrol atténue considérablement les dommages causés par le stress oxydatif et améliore les troubles moteurs et cognitifs.

Les propriétés anti-inflammatoires et antioxydantes du resvératrol régulent cette amélioration.

Le gène Sir2 *(silent information regulator 2)* favorise la longévité dans une variété d'organismes animaux en mimant la restriction calorique.

SIRT1, l'un des sept homologues mammifères de la famille des sirtuines (NAD+- déacétylases dépendantes), contribue à la régulation cellulaire et participe à plusieurs voies de transduction du signal. Le resvératrol possède la capacité d'activer SIRT1.

Chez des souris transgéniques modèles de maladie d'Alzheimer et tauopathies (maladies de la protéine Tau), l'injection de resvératrol a entraîné l'activation de SIRT1.

L'étude bordelaise de Orgogozo et Dartigues (2) a montré une diminution significative des démences et de la maladie d'Alzheimer pour des consommations de 4 à 5 verres de vin rouge par jour (250 à 500 ml/j).

Une étude danoise montre que, parmi les boissons alcoolisées, le vin semble plus efficace que la bière et les autres spiritueux. (7) L'étude a porté sur 1709 participants des deux sexes, âgés de 65 ans et plus, suivis entre 1976 et 1994. Durant cette période, 83 participants ont développé une démence, soit un taux d'incidence normal pour cette tranche d'âge. Les données analysées montraient que la consommation de bière était plutôt masculine, tandis que celle du vin était équivalente chez les deux sexes.

Selon cette étude, les sujets buvant régulièrement et modérément du vin ont deux fois moins de risque de développer une démence que ceux qui n'en ont jamais (ou très rarement) consommé. En revanche, ce risque est multiplié par 2 chez les buveurs de bière, comparés à ceux qui n'en buvaient jamais ou très rarement. Il faut préciser que les habitudes alimentaires sont souvent meilleures chez les buveurs de vin que chez les consommateurs de bière ou de spiritueux. L'apport de vitamines B est souvent faible chez les buveurs de bière. La consommation de vin est souvent plus modérée que celle de la bière et s'accompagne fréquemment d'une prise alimentaire. Les résultats confirment ceux de l'étude bordelaise. (2)

Vin et Parkinson

La destruction par un neurotoxique des neurones dopaminergiques d'une partie du cerveau permet de simuler la maladie de Parkinson chez le rat. Après avoir fait ingérer du resvératrol à ces rats, une étude a montré qu'au bout de deux semaines les animaux peuvent récupérer une partie de leurs fonctions. (8)

> L'effet protecteur du resvératrol n'est pas limité à la démence d'Alzheimer, le Parkinson peut aussi être atténué grâce au vin rouge.

Nous allons maintenant décrire les actions neuroprotectrices du resvératrol dans la genèse de la maladie d'Alzheimer (9):

La première étape est le clivage de l'APP par les sécrétases ß avec production d'agrégats amyloïdes. Déjà à ce stade, le resvératrol favorise la clairance intracellulaire du peptide β-amyloïde en activant AMPK indépendamment de SIRT1. L'AMPK *(AMP-activated protein kinase)* est une enzyme intervenant dans le métabolisme énergétique. L'adénosine monophosphate (AMP) se fixe sur cette enzyme et l'active, inhibant ainsi la voie du mTOR. mTOR *(mammalian target of rapamycin)* est une enzyme qui régule la prolifération cellulaire. Son inhibition va donc diminuer la fabrication de peptide β-amyloïde mais la genèse des plaques amyloïdes n'est pas influencée.

L'inactivation de la PKC *(protein kinase C)*, induite par le resvératrol, joue un rôle majeur dans les propriétés neuroprotectrices contre la toxicité induite par le peptide β-amyloïde. En effet, PKC joue un rôle clé dans le processus inflammatoire, son inhibition produit donc une protection des neurones.

Le resvératrol réduit la complexation des peptides β-amyloïde avec le fer, le cuivre ou le zinc et réduit ainsi leur toxicité.

Le resvératrol augmente l'expression des enzymes antioxydantes SOD1 et GPx.

Le resvératrol peut inhiber la formation des PGE2 (prostaglandine E2), d'iNOS (oxyde nitrique syntase) et de COX-2 (Cyclo OXygénase 2) par des cellules microgliales activées. Donc diminue l'inflammation.

La plaque sénile est responsable de l'activation des astrocytes et de la microglie, qui secrètent des cytokines, telles que l'IL-1, l'IL-6 et le TNF-α, qui vont stimuler IκB qui active NFκB. Le resvératrol inhibe IκB.

L'activation par le resvératrol de SIRT1 permet une inhibition de l'activité des protéines P53 («gardiennes du génome») qui sont stimulées par la formation de plaques ß-amyloïde dans les neurones, ce qui prévient leur mort apoptotique. De plus, l'activation de SIRT1 bloque l'action des protéines FOXO, ce qui permet la survie neuronale.

> Tous ces mécanismes sont très complexes. La seule chose à retenir c'est que le resvératrol du vin agit sur de nombreux facteurs de la genèse et de la progression de la maladie d'Alzheimer.
> Le vin rouge est une soupe d'antioxydants efficace contre la maladie d'Alzheimer.
> Le polyphénol le plus étudié est un stilbène, une phytoalexine, le resvératrol. Son action sur la neurodégénération semble bénéfique et ubiquitaire (6).

Bibliographie

1. Letenneur L. Risk of Dementia and Alcohol and Wine Consumption: a Review of Recent Results. *Biol Res* 2004; 37:189-193.

2. Orgogozo J., Dartigues J., Lafont S., Letenneur et al. Wine consumption and dementia in the elderly: a prospective community study in the Bordeaux area. *Rev neurol* 1997. 153 (3):185-192.

3. Ruitenberg A., Van Swieten JC, et al. Alcohol consumption and risk of dementia: the Rotterdam Study. *Lancet* 2002; 359:281-6.

4. Kromhout D. On the waves of the Seven Countries Study. A public health perspective on cholesterol. *Eur Heart J* 1999; 20:796-802.

5. Stampfer M., Kang J., Chen J et al. Effects of moderate alcohol consumption on cognitive function in women. *N Engl J Med* 2005; 352:245-53.

6. Ma T, Tan MS, Yu JT, Tan L. Resveratrol as a therapeutic agent for Alzheimer's disease. *Biomed Res Int.* 2014; 2014:350516

7. Truelsen Thomas, Thudium Dorte, Grønbæk Morten. Amount and type of alcohol and risk of dementia; The Copenhagen City Heart Study, *Neurology*, 59, 1313-1319, 2002)

8. Feng Jin, Qin Wu, Yuan-Fu Lu, Qi-Hai Gong, Jing-Shan Shi, "Neuroprotective effect of resveratrol on 6-OHDA-induced Parkinson's disease in rats", *European Journal of Pharmacology*, vol. 600, 2008, p. 78-82

9. Sin TK, Yung BY, Siu PM. Modulation of SIRT1-Foxo1 signaling axis by resveratrol: implications in skeletal muscle aging and insulin resistance. *Cell Physiol Biochem.* 2015; 35(2):541-52.

13.

VIN ET MÉTABOLISME

Les facteurs de transcription sont des protéines. Elles se lient à des séquences d'ADN afin de réguler l'expression d'un gène donné, en l'activant ou en le réprimant. Chez l'Homme, on dénombre 1400 facteurs de transcription. Nous allons nous intéresser à ceux qui peuvent être activés par les polyphénols du vin.

Toutes nos fonctions cellulaires sont régulées par des facteurs de transcription.

Foxo1 est un facteur de transcription de la famille Forkhead box (FOXO) qui a un rôle de régulateur dans différentes voies de signalisation, dont le stress oxydatif, la mort cellulaire programmée, le catabolisme et la sensibilité à l'insuline (1).

Le gène Sir2 *(silent information regulator 2)* est capable d'augmenter les divisions cellulaires et d'augmenter la longévité d'environ 30 %. Il agit de concert avec Foxo1. Ceci a été découvert grâce à une mutation de Sir2 chez le ver *caenorhabditis elegans* et chez la levure qui a abouti à une réduction de la longévité. On peut donc dire que Sir2 est le gène de la longévité.

L'équivalent de Sir2 chez les mammifères est appelé sirtuine. Les mammifères possèdent 7 homologues de Sir2 appelés SIRT1 à 7, et c'est la protéine SIRT1 qui est fonctionnellement la plus proche de Sir2.

La protéine SIRT1 *(silent information regulator 1)* est une désacétylase NAD-dépendante, dont l'activité dépend du NAD (nicotinamide dinucléotide). Le NAD est d'origine alimentaire, c'est un dérivé de la vitamine B3 et il agit comme coenzyme de SIRT1. La restriction calorique augmente le rapport NAD/NADH, ce qui active l'expression des SIRT1.

SIRT1 intervient dans différents processus (2, 3): inflammation, restriction énergétique, biogenèse des mitochondries, résistance au stress, sénescence cellulaire, fonction endothéliale, apoptose et rythme circadien.

SIRT1 diminue la transcription de la protéine P53 (« gardienne du génome »), ce qui diminuerait l'apoptose (4). Elle serait également, par ce biais, protectrice contre les dommages à l'ADN (5). En se combinant avec une protéine de type FOXO, elle protège la cellule contre le stress oxydatif (6).

Chez des souris porteuses d'un gène SIRT1 muté, entraînant la production d'une protéine non fonctionnelle, la mortalité est importante. Et chez les survivantes, on constate l'apparition de tumeurs malignes provoquée par un défaut de réparation de l'ADN (7). SIRT1 peut donc être considéré comme un gène suppresseur de tumeurs.

L'action du resvératrol sur les sirtuines SIRT1 produit un effet mimant la restriction calorique. Cette restriction calorique a provoqué chez les souris une augmentation de la longévité, une augmentation de la sensibilité à l'insuline et une régulation de la glycémie (amélioration du diabète de type 2) (8). En fait, tout se passe comme si le resvératrol contrebalançait les effets de la résistance à l'insuline.

Une consommation modérée et régulière (3 verres par jour) de vin et son apport en resvératrol pourraient augmenter l'espérance de vie de 5 ans (9).

> Il est démontré depuis longtemps qu'une restriction calorique est en soi un des critères permettant d'allonger l'espérance de vie de façon universelle (10, 11). Le principe de restriction calorique consiste à quitter la table sans accéder à la sensation de satiété ou en y accédant par une forte consommation d'aliments à faible indice calorique.

Cette action des polyphénols sur les sirtuines est une des clés de la protection contre le diabète et de l'augmentation de longévité des buveurs modérés de vin.

Le facteur de transcription Foxo1 joue un rôle central dans l'adaptation métabolique au cours du jeûne, c'est un facteur clé dans les réponses transcriptionnelles à l'insuline. Lorsque l'insuline se lie à son récepteur, elle déclenche une série de phosphorylations : dans l'ordre IRS *(insuline receptor substrate)*, PI3K *(phosphatidylInositol-3-kinase)*, PKB *(protein kinase B)* et Foxo1.

Cette voie métabolique pilote les gènes qui vont aboutir en cas de dysfonction au syndrome métabolique (12) et au diabète de type 2.

La Fédération internationale du diabète donne une définition du syndrome métabolique. Le sujet doit présenter une obésité abdominale (tour de taille supérieur à 94 cm chez les hommes et 80 chez les femmes) et au moins deux des facteurs suivants :

- Taux élevé de triglycérides : supérieur à 150 mg/dl.
- Faible taux de cholestérol HDL (« bon » cholestérol) : inférieur à 40 mg/dl chez un homme et à 50 mg/dl chez une femme.
- Hypertension artérielle : pression artérielle systolique supérieure à 130 mmHg et pression artérielle diastolique supérieure à 85 mmHg.
- Taux élevé de glycémie veineuse à jeun : supérieure à 100 mg/l.

Le syndrome métabolique engendre une résistance de l'organisme à l'insuline, une hormone sécrétée par le pancréas. L'insuline permet l'absorption du sucre (glucose) présent dans le sang par les cellules, ainsi que son stockage et sa transformation en énergie. Une cellule devenue insulino-résistante ne capte plus le glucose, le taux de sucre dans le sang (glycémie) augmente, alors que les cellules en manquent, ce qui pousse le pancréas à produire plus d'insuline. C'est le diabète de type 2. Pour clarifier le propos, rappelons que le diabète de type 1 est un manque d'insuline par destruction des cellules du pancréas.

L'insulino-résistance peut entraîner de nombreuses complications notamment: un diabète de type 2, une augmentation des LDL et des triglycérides dans le sang, la survenue d'une hypertension artérielle, qui peut entraîner un infarctus du myocarde, un AVC, une artérite des membres inférieurs ou une insuffisance rénale.

L'étiologie du syndrome métabolique est une double résistance à l'insuline (insulino-résistance) et à la leptine. L'effet conjugué du blocage des deux systèmes de régulation stimule la surconsommation alimentaire et la sédentarité, et in fine l'obésité.

La leptine est une hormone produite par les tissus adipeux (13), elle donne au corps un signal de satiété lorsque les réserves nécessaires à l'activité sont atteintes (14). Chez les obèses, le système dysfonctionne, le taux de leptine ne provoque plus l'arrêt de l'alimentation ni la stimulation de l'activité physique (15). Cette dérégulation serait couplée avec le diabète de type 2 car ce serait le taux d'insuline trop élevé qui bloquerait l'action de la leptine.

Le resvératrol pourrait agir sur ce syndrome métabolique, du moins il le fait sur la souris. En effet, chez la souris obèse, une supplémentation en resvératrol augmente la durée de vie et permet de contrecarrer les effets délétères d'un régime riche en graisse.

Deux groupes de souris ont été nourris pendant 9 semaines par un régime riche en graisses, représentatif de l'alimentation occidentale. Le groupe dont l'alimentation était très fortement enrichie en resvératrol a montré une prise de poids inférieure de 40 %. L'analyse des tissus musculaires a monté que le groupe resvératrol contenait beaucoup plus de mitochondries que l'autre groupe et que ces mitochondries étaient beaucoup plus actives. Le resvératrol permet d'éviter la prise de poids et fournit une meilleure résistance à la fatigue. Ceci en augmentant le rendement des mitochondries (consommation d'oxygène accrue). L'endurance est augmentée: les souris ayant reçu du resvératrol pouvaient courir deux fois plus loin que les autres. Les souris sont en meilleure forme et ne sont pas obèses malgré la consommation excessive de graisses, confirmant l'adage « le gras c'est la vie ».

L'action du resvératrol passe par l'activation de la sirtuine SIRT1 et d'un coactivateur de transcription PGC-1α (peroxisome proliferator-activated receptor-gamma coactivator-1alpha) qui joue un rôle fondamental dans la biogenèse mitochondriale et l'adipogenèse (stockage des lipides dans les adipocytes). (16)

À des doses beaucoup plus faibles de resvératrol et sur une période de deux ans, d'autres souris recevant une alimentation grasse additionnée de resvératrol ont amélioré leur sensibilité à l'insuline et augmenté leur durée de vie de manière sensible par rapport aux souris recevant une nourriture grasse non enrichie en resvératrol. Par contre, elles connaissent à peu près la même prise de poids. L'action du resvératrol passe encore par l'activation de SIRT1. (17)

Une étude de l'US National Institute of Aging, menée sur la souris, confirme à nouveau SIRT1 comme cibles majeures de la recherche anti-vieillissement. Leur étude a comparé la durée de vie et les résultats de santé de souris nourries à l'identique mais avec ou sans l'addition de SRT1720 (un activateur de SIRT1). Les résultats sont probants. Les souris nourries avec un régime normal supplémenté en SRT1720 vivent plus longtemps (environ 5 semaines de plus, soit une augmentation de survie de 8,8 %). Les souris nourries avec un régime riche en matières grasses supplémenté voient leur durée de vie augmenter de 21,7 % (soit environ 22 semaines).

La stimulation de SIRT1 entraîne une perte de poids à la fois en cas de régime standard ou enrichi en matières grasses, améliore la fonction musculaire, la coordination motrice et le métabolisme, augmente la tolérance au glucose, réduit la graisse corporelle et le taux de cholestérol.

En conclusion, cette supplémentation semble protéger les souris du syndrome métabolique. Le gène SIRT1 codant pour la protéine sirtuine 1 demeure ainsi le candidat favori de la quête d'un élixir de jouvence. (18)

Chez l'être humain, une étude a été menée sur 24 patients diagnostiqués porteurs d'un syndrome métabolique. Un groupe a été supplémenté par 500 mg de trans-resvératrol avant les trois repas journaliers pendant 90 jours. Le groupe témoin recevait un placebo. Les constantes biologiques et cliniques du syndrome métabolique ont été mesurées. Les résultats sont significatifs pour le poids, la masse grasse, le périmètre abdominal, la sécrétion d'insuline et la glycémie. L'ingestion régulière de resvératrol semble donc avoir une action favorable sur les différents paramètres du syndrome métabolique chez l'Homme. (19)

Chez l'humain, comme nous l'avons dit précédemment, les effets du resvératrol passent probablement par l'activation des sirtuines. Un groupe de volontaires sains s'est imposé une restriction calorique (-25 % de la valeur calorique de leur alimentation habituelle pendant 6 mois). Chez ces sujets, on a observé une augmentation du nombre de mitochondries dans les muscles, une diminution des altérations de l'ADN et une amélioration de la fonction mitochondriale; ceci en rapport avec une augmentation de SIRT1. (20)

Les sirtuines en supplémentation ont donc le même effet que les sirtuines endogènes secrétées par le corps lors d'une restriction calorique.

> L'activité des sirtuines médiées par les polyphénols est démontrée chez la souris mais aussi chez l'Homme. La consommation des polyphénols du vin est donc à l'origine d'une augmentation de la longévité, d'une protection contre le syndrome métabolique et de toutes les pathologies qui en découlent (obésité, diabète, hypertension artérielle…).

Bibliographie

1. Sin TK, Yung BY, Siu PM. Modulation of SIRT1-Foxo1 signaling axis by resveratrol: implications in skeletal muscle aging and insulin resistance. *Cell Physiol Biochem.* 2015; 35(2):541-52.

2. Maiese K, Chong ZZ, Shang YC, Wang S, Translating cell survival and cell longevity into treatment strategies with SIRT1, *Rom J Morphol Embryol,* 2011; 52:1173-1185

3. Hwang JW, Yao H, Caito S, Sundar IK, Rahman I, Redox regulation of SIRT1 in inflammation and cellular senescence, *Free Radic Biol Med,* 2013; 61C:95-110

4. Vaziri H, Dessain SK, Ng Eaton E et al. hSIR2(SIRT1) functions as an NAD-dependent p53 deacetylase , *Cell,* 2001; 107:149-159

5. Wang C, Chen L, Hou X et al. Interactions between E2F1 and SirT1 regulate apoptotic response to DNA damage, *Nat Cell Biol,* 2006; 8:1025-1031

6. Brunet A, Sweeney LB, Sturgill JF et al. Stress-dependent regulation of FOXO transcription factors by the SIRT1 deacetylase, *Science,* 2004; 303:2011-2015

7. Wang RH, Sengupta K, Li C et al. Impaired DNA damage response, genome instability, and tumorigenesis in SIRT1 mutant mice, *Cancer Cell,* 2008; 14:312-323

8. Sakamoto K. Silencing metabolic disorders by novel SIRT1 activators. *Cell Metab.* 2008 Jan; 7(1):3-4.

9. Streppel M et al. Long term wine consumption is related to cardiovascular mortality and life expectancy independently of moderate alcohol intake: the Zutphen study. *J Epidemiol Community Health.* 2009.

10. Moskovitz J., Bar-Noy S., Williams W et al. Methionine sulfoxide reductase (MsrA) is a regulator of antioxidant defense and lifespan in mammals. *Proc Natl Acad Sci USA.* 2001; 98(23):12920-12925.

11. Baur, J. Resveratrol, sirtuins, and the promise of a DR mimetic. *Mech. Ageing Dev.* 2010.

12. Lassale C, Galan P, Julia C, Fezeu L, Hercberg S, Kesse-Guyot E. Association between Adherence to Nutritional Guidelines, the Metabolic Syndrome and Adiposity Markers in a French Adult General Population. 2013. *PLoS ONE* 8(10)

13. Margetic S, Gazzola C, Pegg GG, Hill RA.Leptin: a review of its peripheral actions and interactions. *Int J Obes Relat Metab Disord.* 2002 Nov; 26(11):1407-33.

14. Margaret B Allison and Martin G Myers Jr. 20 YEARS OF LEPTIN: Connecting leptin signaling to biological function. *Endocrinol* October 1, 2014 223T25-T35

15. Considine RV, Sinha MK, Heiman ML, Kriauciunas A, Stephens TW, Nyce MR, Ohannesian JP, Marco CC, McKee LJ, Bauer TL, et al. Serum immunoreactive-leptin concentrations in normal-weight and obese humans. *N Engl J Med.* 1996 Feb 1; 334(5):292-5

16. Marie Lagouge, Carmen Argmann, Zachary Gerhart-Hines, Hamid Meziane, Carles Lerin, Frederic Daussin, Nadia Messadeq, Jill Milne, Philip Lambert, Peter Elliott, Bernard Geny, Markku Laakso, Pere Puigserver, and Johan Auwerx, "Resveratrol Improves Mitochondrial Function and Protects against Metabolic Disease by Activating SIRT1 and PGC-1a", *Cell*, vol. 127, 2006, p. 1109-1122

17. Joseph A. Baur, Kevin J. Pearson, Nathan L. Price, Hamish A. Jamieson, Carles Lerin, Avash Kalra, Vinayakumar V. Prabhu, Joanne S. Allard, Guillermo Lopez-Lluch, Kaitlyn Lewis, Paul J. Pistell, Suresh Poosala, Kevin G. Becker, Olivier Boss, Dana Gwinn, Mingyi Wang, Sharan Ramaswamy, Kenneth W. Fishbein, Richard G. Spencer, Edward G. Lakatta, David Le Couteur, Reuben J. Shaw, Placido Navas, Pere Puigserver, Donald K. Ingram, Rafael de Cabo & David A. Sinclair, "Resveratrol improves health and survival of mice on a high-calorie diet", *Nature*, vol. 444, 2006

18. Sarah J Mitchell, Alejandro Martin-Montalvo, Evi M Mercken, Kevin G Becker, Micel Bernier, Raphael de Cabo. The SIRT1 activator SRT1720 extends lifespan and improves health of mice fed a standard diet. *Cell Reports* volume 6, issue 5, P836-843 March 13, 2014

19. Méndez-del Villar M, González-Ortiz M, Martínez-Abundis E, Pérez-Rubio KG, Lizárraga-Valdez R, Effect of resveratrol administration on metabolic syndrome, insulin sensitivity, and insulin secretion, *Metab Syndr Relat Disord*, 2014; 12:497-501

20. Anthony E. Civitarese, Stacy Carling, Leonie K. Heilbronn et Mathew H. Hulver, "Calorie Restriction Increases Muscle Mitochondrial Biogenesis in Healthy Humans", *PLOS Med*, vol. 4, 6 mars 2007

14.

VIN ET HORMÈSE

L'hormèse est une réponse de stimulation des défenses biologiques à des expositions de faibles doses de toxiques ou de phénomènes générateurs de stress. Paracelse avait déjà formulé : « c'est la dose qui fait le poison ».

Les toxiques naturels ou agents polluants peuvent avoir des effets opposés suivant que la dose administrée est faible ou forte. La courbe de relation dose/effet de ces agents hormétiques a une forme en « U » ou en « J ».

> Il faut donc accepter que de faibles doses de poison puissent renforcer la santé. Mais n'est-ce pas déjà le principe de l'homéopathie ou de la désensibilisation des allergies ?
> Certains composés nutritionnels mais aussi certains comportements stimulent l'organisme et activent des mécanismes de résistance au stress. C'est le cas du sport, du jeûne intermittent, de la restriction calorique. La restriction calorique représente un stress biologique. Cet état est désagréable (sensation de faim, fatigue, irritabilité) et difficile à suivre compte tenu des habitudes alimentaire et sociale et du plaisir de manger. La restriction calorique nettoie les cellules et les organes en augmentant les niveaux de sirtuine 1 (SIRT1). Cette protéine SIRT1 stimule divers mécanismes de protection, notamment l'autophagie et la réparation de l'ADN.

L'autophagie est le système éboueur de la cellule. Dans l'organisme, les cellules subissent des dommages, les protéines vieillissent, les mitochondries dysfonctionnent, les membranes s'oxydent. Plus on vieillit et plus les dommages sont nombreux. Il faut alors nettoyer ces déchets. Pour cela, la cellule possède deux grands sites de recyclage. Le protéasome qui va recycler les protéines défectueuses en les découpant en acides aminés. Et le lysosome qui est chargé des recyclages plus importants comme de grandes structures cellulaires ou des organites (comme des mitochondries défaillantes).

> L'autophagie a pour principale fonction de fournir des nutriments pour des fonctions cellulaires vitales pendant les périodes de jeûne ou dans des situations de stress comme le manque d'oxygène (par exemple lors d'une activité sportive). Elle permet à la cellule de ne pas dépendre de l'alimentation pour créer de nouvelles molécules.

Le vieillissement est provoqué par l'accumulation de déchets cellulaires tout au long de la vie, conduisant à des maladies puis à la mort. En limitant ces dommages cellulaires, l'autophagie permettrait de ralentir le vieillissement et de prévenir certaines maladies. Notre organisme est conçu pour résister à la famine, le temps des cueilleurs chasseurs n'est pas si loin et on ne mangeait en ce temps-là pas tous les jours. Se manger soi-même est la seule solution de survie, et l'autophagie commence par les organites cellulaires dégradés, rajeunissant du même coup nos cellules.

La SIRT1 active aussi les facteurs de transcription FOXO. Ces facteurs de transcription exercent d'importantes fonctions métaboliques. Ils permettent l'expression d'enzymes antioxydantes (la superoxyde dismutase, la catalase et le glutathion peroxydase) qui luttent contre le stress oxydatif et ralentissent ainsi le vieillissement.

> La restriction calorique oblige le corps qui n'est plus approvisionné en glucose à utiliser les graisses stockées. Ces dernières sont transformées en corps cétoniques pour servir de source d'énergie. Ces corps

> cétoniques produisent des effets similaires à ceux de la SIRT1 comme l'autophagie.

Lors d'un exercice physique, le corps est exposé à diverses formes de stress (thermique, métabolique, hypoxique, oxydatif et mécanique). Il est nécessaire de dégrader nos cellules (muscle, os) afin de les réparer. Le corps est en perpétuelle reconstruction grâce au stress et à l'autophagie. L'épuisement de l'énergie pendant l'exercice musculaire entraîne l'activation de l'AMPK, qui inhibe mTOR. L'AMPK (protéine kinase activée par l'adénosine monophosphate) est sensible au stock énergétique. Quand l'ATP (l'énergie de nos cellules) est épuisé, le taux d'AMPK augmente. L'activation de cette protéine permet d'augmenter l'absorption du glucose dans les muscles, la synthèse des mitochondries, et l'autophagie. L'AMPK est une protéine clé de la longévité.

mTOR (cible de la rapamycine chez les mammifères) est un capteur de protéines et d'acides aminés. Il est activé par la consommation de protéines. Son activation inhibe l'autophagie et entraîne le vieillissement cellulaire. La restriction protéique permettra l'entretien cellulaire (autophagie) et la formation de nouvelles protéines à partir de nos protéines défectueuses recyclées.

> Les substances phytochimiques telles que les alcaloïdes, les polyphénols et les terpénoïdes présents dans les plantes activent les mêmes processus que la restriction calorique, le jeûne et l'exercice. De nombreux effets bénéfiques des fruits et légumes peuvent donc être dus à l'activation des voies de résistance au stress par ces substances phytochimiques que les plantes sécrètent pour se protéger.

La caféine, l'EGCG du thé vert, la curcumine, la glucosamine, les polyphénols, les polysaccharides, la quercétine de l'oignon, le resvératrol du raisin et du vin, la spermidine du soja et des champignons et le sulforaphane du brocoli sont des molécules qui produisent des effets hormétiques.

Par exemple, une faible dose de sulforaphane protège nos cellules contre le stress oxydatif, une dose plus élevée provoque une inflammation et des dommages à l'ADN, une dose encore plus forte entraîne la mort cellulaire.

La dose (ou l'intensité) d'un stress biologique ou d'un nutriment est donc essentielle pour déterminer s'ils auront des effets bénéfiques ou toxiques.

Il était habituellement admis une réponse dose-dépendante de forme linéaire à un stimulus.

L'hypothèse actuelle d'action des polyphénols sur l'organisme et du resvératrol du vin serait plutôt une réponse à un fond pro-oxydant médié par NRf2 (1). Le système Keap1 /NRf2 ARE agit comme un système hormétique. En temps normal, les protéines Keap1 et NRf2 sont couplées et inactives. Lors d'un stress oxydatif modéré, Keap1 se détache et NRf2 entre dans le noyau cellulaire pour exprimer ARE *(antioxydant response element)* au niveau génique. ARE permet la synthèse des enzymes antioxydantes (SOD, GPx, CAT).

En cas de stress plus important, c'est la voie IKKB NFkB *(nuclear factor kappa B)* qui sera activée, entraînant une inflammation.

En cas de débordement, c'est l'apoptose[14] qui sera initiée. (2).

Il est intéressant de constater que la fameuse courbe en U (ou en J) correspond à un profil hormétique. C'est le profil que nous avons déjà montré pour la mortalité humaine en fonction de la dose d'alcool ingéré. C'est donc bien à petite dose que l'alcool et le vin doivent être consommés afin d'avoir un effet bénéfique pour la santé.

> Les données actuelles font du vin un antioxydant, un réparateur des dommages cellulaires, un protecteur cardiovasculaire, un protecteur métabolique et neurologique (3, 4). Mais en fait, selon la dose, les

14. Apoptose: mort cellulaire programmée, processus par lequel des cellules déclenchent leur autodestruction en réponse à un signal.

polyphénols et peut-être aussi l'alcool pourraient avoir un effet hormétique.
Il est établi que la biodisponibilité des polyphénols est très faible. Aussi ce n'est pas par leur effet antioxydant direct qu'ils peuvent agir. Mais cette dose minime de polyphénols semble induire un stress oxydatif bénéfique médié par le système Keap1/NRf2 ARE qui permet la fabrication d'enzymes antioxydantes endogène. Les polyphénols antioxydants dans le bol alimentaire semblent se comporter, une fois absorbés, en pro-oxydants pour booster nos défenses antioxydantes. Autrement dit, le petit fond pro-oxydant provoqué par les polyphénols va générer une réponse amplifiée de nos défenses antioxydante internes.
Le vin est notre panacée. C'est le mésusage, l'abus, qui est dangereux.

Bibliographie

1. Plauth A, Geikowski A, Cichon S, Wowro SJ, Liedgens L, Rousseau M, Weidner C, Fuhr L, Kliem M, Jenkins G, Lotito S, Wainwright LJ, Sauer S. Hormetic shifting of redox environment by pro-oxidative resveratrol protects cells against stress. *Free Radic Biol Med.* 2016 Oct; 99:608-622.

2. Stefanson AL, Bakovic M. Dietary regulation of Keap1/Nrf2/ARE pathway: focus on plant-derived compounds and trace minerals. *Nutrients.* 2014 Sep 19; 6(9):3777-801.

3. Rasines-Perea Z, Teissedre PL. Grape Polyphenols' Effects in Human Cardiovascular Diseases and Diabetes. *Molecules.* 2017 Jan 1; 22(1)

4. Latruffe N, Rifler JP. Bioactive polyphenols from grapes and wine emphasized with resveratrol. *Curr Pharm Des.* 2013; 19(34):6053-63. Review.

CONCLUSION

J'ai voulu dans ce livre vous faire partager ma passion pour le vin, ce vin qui est source de bonheur pour l'homme, et la femme, lorsqu'il est consommé avec modération.

Ce vin, boisson des dieux donnée aux hommes afin qu'ils en usent pour en obtenir tous les bienfaits. Le mésusage n'est pas récent, nos ancêtres ont aussi abusé du vin. Mais s'il a été utilisé de tout temps pour soigner, la stigmatisation de ce breuvage prôné par Hippocrate et Galien est très récente. L'alcoolisme est devenu une tare à combattre, et dans cette guerre menée par des hygiénistes ne sachant pas profiter de la vie, toute l'humanité est sommée d'arrêter de boire.

Ces empêcheurs de boire en paix n'ont pas compris que le but de la vie c'est la mort, et qu'il vaut mieux vivre longtemps en profitant raisonnablement de la vie que de se priver de tout. Courteline disait « l'alcool tue lentement ! on s'en fout, on n'est pas pressés. » Sans aller jusque-là, il faut profiter de la vie tout en se fixant une ligne de vie saine. C'est ce que réussissent à faire les Crétois et les centenaires d'Okinawa, et ce précepte de longévité a été magnifié par Alvise Cornaro qui mourut à 102 ans en se privant... puisqu'il ne buvait qu'une demi-bouteille de vin par jour.

Heureusement que la résistance s'installe et depuis la promotion du French paradox, des études scientifiques sérieuses permettent de commencer à comprendre comment le vin est bénéfique pour notre santé.

Après avoir décrit le mécanisme de l'alcool, et les pathologies occasionnées par ses excès, nous nous sommes intéressés aux différentes pathologies qui semblaient être améliorées ou évitées par la consommation modérée de vin.

D'abord il a fallu définir cette dose «efficace». Déjà la règle de saint Benoît recommandait une hémine de vin par jour pour chaque moine, soit 27 centilitres (2,7 dl). C'est cette posologie qui s'est révélée protectrice dans toutes les études publiées, que ce soit en épidémiologie, en essai chez l'animal ou en essai chez l'homme.

Et sur quelles maladies ce vin fonctionne-t-il? Sur le cœur et les vaisseaux on le savait depuis toujours, sur le cerveau, que ce soit pour l'AVC, la démence d'Alzheimer ou la maladie de Parkinson, sur le cancer, sur le microbiote intestinal, sur les maladies métaboliques (le vieillissement, le syndrome métabolique, l'obésité, le diabète, ...), sur la qualité de vie en général.

Après avoir fait un historique en trois points (le vin païen, le vin divin et le vin médecin), nous avons décrit les composés du vin et la manière de les extraire. Nous avons rappelé la notion d'oxydation avec les radicaux libres et la notion d'antioxydants avec les polyphénols du vin.

Le vin est en effet une conserve d'antioxydants pour l'hiver et si les polyphénols sont les conservateurs du vin, ils sont nos prolongateurs de vie en bonne santé.

On sait maintenant que les effets du vin sont réels et les mécanismes biologiques mis en jeu très complexes. C'est cela que j'ai voulu simplifier, toujours avec des références scientifiques solides.

Le vin est efficace en partie grâce à l'alcool, mais surtout grâce aux polyphénols qu'il contient. Ces polyphénols, dont le plus étudié est le resvératrol (un stilbène présent en grande quantité dans le cépage Pinot noir), sont solubles dans l'alcool. Pas d'alcool, pas d'extraction, mais pas d'absorption non plus. En effet l'ingestion de ces polyphénols n'est vraiment efficace que sous forme de vin. Le pouvoir antioxydant d'un verre de vin rouge est égal à celui de plusieurs litres de thé vert.

Le pouvoir antioxydant a été longtemps le mécanisme d'action mis en avant. Lors d'un repas c'est bien le verre de vin, grâce aux polyphénols, qui va éviter l'oxydation des lipides du bol alimentaire et éviter leurs effets toxiques. L'effet sera aussi probant au niveau de l'intestin comme aliments bénéfiques du microbiote. Mais tous les autres effets antioxydants semblent médiés par nos voies de signalisations et leurs facteurs de transcription. Les sirtuines sont activées par les polyphénols et déclenchent la fabrication par notre ADN d'enzymes antioxydantes endogènes.

Le taux de polyphénols sanguin est trop faible pour avoir une action directe, les polyphénols sont donc des molécules hormétiques. En fait, tout se passe comme si ces polyphénols dans le sang devenaient pro-oxydants et déclenchaient une réponse décuplée par la synthèse de nos propres enzymes de défense antioxydantes.

Le vin c'est 90 % d'eau, une larme d'alcool et une pincée de polyphénols, ça ne peut pas être mauvais !

En conclusion, buvons peu mais buvons mieux pour vivre vieux.

TABLE DES MATIÈRES

IMPRIM'VERT®

PEFC™ 10-31-1470 / **Certifié PEFC** / Ce produit est issu de forêts gérées durablement et de sources contrôlées. / pefc-france.org